Umida Babazhanova

Paroxismo afetivo-respiratório em crianças e questões de táticas de tratamento

Umida Babazhanova

Paroxismo afetivo-respiratório em crianças e questões de táticas de tratamento

Monografia

ScienciaScripts

Cover image: www.ingimage.com

This book is a translation from the original published under ISBN 978-620-8-17245-9.

Publisher:
Sciencia Scripts
is a trademark of
Dodo Books Indian Ocean Ltd. and OmniScriptum S.R.L publishing group

120 High Road, East Finchley, London, N2 9ED, United Kingdom
Str. Armeneasca 28/1, office 1, Chisinau MD-2012, Republic of Moldova, Europe
Printed at: see last page
ISBN: 978-620-8-28871-6

MINISTÉRIO DA SAÚDE DA REPÚBLICA DO UZBEQUISTÃO

Sobre os direitos do manuscrito
УДК:616.853-009.24-053:616.07

UMIDA TAZHIMURATOVNA BABAZHANOVA

PAROXISMO AFECTIVO-RESPIRATÓRIO EM CRIANÇAS E QUESTÕES DE TÁCTICAS DE TRATAMENTO

14.00.13-Neurologia

MONOGRAFIA.

Tashkent-2024

CONTEÚDO.

INTRODUÇÃO 4

CAPÍTULO I. PAROXISMOS AFECTIVO-RESPIRATÓRIOS: UMA REVISÃO DA LITERATURA 8

§1.1 Problema clínico e epidemiologia dos paroxismos afetivo-respiratórios 8

§1.2 Etiopatogénese dos paroxismos afetivo-respiratórios nas crianças pequenas 13

§1.3 Manifestações clínicas dos paroxismos afetivo-respiratórios. 20

§1.4 Marcadores neurofisiológicos na avaliação clínica de recém-nascidos e crianças pequenas 24

§1.5 Mecanismos neuroquímicos na patogénese dos paroxismos afetivo-respiratórios 27

Conclusões do Capítulo I; 32

CAPÍTULO II. MATERIAL E MÉTODOS DE INVESTIGAÇÃO DE CRIANÇAS COM ARP 35

§2.1 Caraterísticas gerais dos doentes examinados 35

§2.2 Métodos de investigação clínicos, laboratoriais e instrumentais 36

§2.3 Métodos bioquímicos de investigação 43

§2.4 Métodos de tratamento utilizados 51

§2.5 Tratamento estatístico dos resultados obtidos 53

CAPÍTULO III. ANÁLISE DOS FACTORES ETIOPATOGÉNICOS NO DESENVOLVIMENTO DA ARP 54

§3.1 Análise dos factores de risco dos paroxismos afetivo-respiratórios nas crianças ... 54

§3.2 Resultados do exame clínico das ARP ... 60

§3.3 Resultados do exame neurosonográfico ... 72

§3.4 Achados electroencefalográficos em crianças com ARP ... 73

Conclusões do Capítulo III: ... 77

CAPÍTULO IV. VALORES DOS BIOMARCADORES BIOQUÍMICOS DO STRESS OXIDATIVO EM CRIANÇAS COM ARP ... 79

§4.1 Resultados bioquímicos ... 79

Conclusões do capítulo IV: ... 85

CAPÍTULO V. PECULIARIDADES DAS TÁCTICAS DE TRATAMENTO DE CRIANÇAS COM ARP ... 87

CONCLUSÃO ... 92

CONCLUSÕES ... 104

RECOMENDAÇÕES PRÁTICAS ... 104

Apêndice 1 ... 107

Apêndice 2 ... 108

LISTA DE REFERÊNCIAS ... 108

LISTA DE ABREVIATURAS ... 118

INTRODUÇÃO

O paroxismo afetivo-respiratório (PFA) é uma das perturbações paroxísticas não epilépticas (DPNE) frequentemente observadas em crianças pequenas, que se manifesta por uma retenção involuntária da respiração com uma breve perturbação da consciência e da atividade motora em resposta a estímulos exógenos. Estas caraterísticas são também descritas em crises epilépticas reais. [1]De acordo com a Organização Mundial de Saúde, "...a epilepsia é incorretamente diagnosticada em 40 por cento da população total". A relevância da PEA é determinada pelo elevado risco da sua transformação em crises epilépticas, bem como pelo seu impacto negativo no desenvolvimento neuropsiquiátrico. A identificação das caraterísticas clínicas, da etiologia, da patogénese e dos factores de risco em doentes com NEPS, a prevenção da prescrição injustificada de terapêutica antiepiléptica a longo prazo e a melhoria da qualidade de vida dos doentes é um dos problemas urgentes na área da medicina.

Em todo o mundo, está a ser realizada investigação para identificar os problemas da infância, o seu diagnóstico precoce e a obtenção de uma abordagem altamente eficaz das tácticas de tratamento. Neste sentido, a identificação das causas, dos factores de risco dos paroxismos afetivo-respiratórios nas crianças, dos factores de desenvolvimento e de prevenção das complicações da doença, a eliminação da inadaptação neuropsicológica e neurovegetativa, a identificação das perturbações bioquímicas no início da doença, bem como a melhoria dos métodos de tratamento e de prevenção são reconhecidos como um problema urgente. A abordagem clínica e

[1] OWH.Relatório mundial sobre o envelhecimento e a saúde: Organização Mundial de Saúde 2016

neurológica para o desenvolvimento de um conjunto de medidas destinadas a otimizar o diagnóstico precoce, o tratamento e a prevenção de complicações, tendo em conta as alterações bioquímicas em crianças com ARP, adquire um significado especial.

No nosso país, estão a ser tomadas medidas abrangentes para desenvolver a esfera médica de acordo com os padrões mundiais, em particular para o diagnóstico precoce e para reduzir as complicações das doenças neurológicas em vários segmentos da população. [2]Foram definidas tarefas importantes que visam "...a prevenção e o diagnóstico de doenças, a introdução de métodos de alta tecnologia, a prestação de cuidados médicos altamente qualificados e de qualidade". Estas tarefas constituem uma das direcções científicas mais relevantes para a deteção precoce de condições paroxísticas não epilépticas em crianças e para a implementação de medidas destinadas a prevenir complicações, a aumentar a integralidade dos cuidados médicos e sociais para crianças e a reduzir as taxas de incapacidade, bem como a melhorar a qualidade de vida.

O trabalho de muitos cientistas é consagrado à otimização do diagnóstico dos paroxismos afetivo-respiratórios através de métodos de investigação de alta tecnologia (Stephenson J.B.P., 2003; Khura D.S., Valencia I., Kruthiventi S., et al., 2006; Francis J. DiMario Jr, 2009). A causa do desenvolvimento da ARP é desconhecida, mas verificou-se que é herdada num tipo autossómico com penetrância reduzida. (Walsh M et al., 2012). Vários estudos implicaram a disfunção autonómica, a mielinização retardada na medula oblonga e a anemia por deficiência de ferro na patogénese da PAA (Olsen A.L., 2010; Kelly A.M., 2014;

---

[2]Decreto do Presidente da República do Usbequistão n.º UP 5590 "Sobre medidas globais para melhorar radicalmente o sistema de saúde da República do Usbequistão", de 7 de dezembro de 2018.

Porter C.J., 2016; Espinosa R.E., 2017). Verificou-se que os níveis séricos de selénio e de superóxido dismutase estão reduzidos em doentes com ARP, o que constitui um importante fator patogénico na progressão da doença (Khaled Saad et al., 2014). O desequilíbrio do sistema antioxidante e o papel da peroxidação lipídica (LPO) no desenvolvimento de condições epilépticas foram identificados (Kodirova A.Sh., 2011). Os pacemakers implantáveis têm sido utilizados para tratar episódios graves e prolongados de ARP associados a bradicardia ou assistolia potencialmente fatais (Kelly 2001).

Estudos relataram que os pacientes com convulsões febris e afebris tinham níveis de melatonina diminuídos após as convulsões (Dabak et al., 2019). As propriedades antioxidantes e neurometabólicas da melatonina também tiveram efeitos positivos em crianças com epilepsia (Ross et al., 2018). Verificou-se que os efeitos anticonvulsivos da melatonina inibem os receptores GAMK a nas células piramidais (Stewart wa Liyun, 2021). No tratamento da epilepsia, a adição de melatonina ao tratamento complexo de pacientes com idades compreendidas entre os 8 meses e os 18 anos demonstrou reduzir as crises epilépticas (Hancock et al., 2005). A melatonina pode servir como um potencial eliminador terapêutico de radicais livres (radicais hidroxilo, peróxido de hidrogénio, oxigénio singlete) e um antioxidante de largo espetro (ativação de vias antioxidantes; superóxido dismutase, catalase, glutationa peroxidase, glutationa redutase) (Wade A. G., 2010).

Atualmente, estão a ser realizados estudos científicos para determinar o grau de correlação entre as alterações bioquímicas e a patologia, apesar da elevada incidência de paroxismos afetivo-respiratórios na primeira infância. Em particular, no desenvolvimento de paroxismos afetivo-respiratórios em crianças, é importante identificar factores de risco, determinar caraterísticas patogénicas, clínico-neurofisiológicas e de neuroimagem, desenvolver critérios de diagnóstico, eliminar ataques de ARP, corrigir distúrbios bioquímicos e prevenir complicações causadas por esta patologia, utilizar capacidades de diagnóstico modernas, melhorar a eficácia do tratamento e das medidas preventivas.

CAPÍTULO I. PAROXISMOS AFECTIVO-RESPIRATÓRIOS: REVISÃO DA LITERATURA

§1.1 Problema clínico e epidemiologia dos paroxismos afetivo-respiratórios

Os estados paroxísticos não epilépticos (EPN) são perturbações clínicas, geralmente de início súbito, com disfunção cerebral de curta duração, de várias causas e com um carácter geral não epilético. Os estados paroxísticos não epilépticos são mais comuns do que os estados epilépticos. Os NEPS podem ser confundidos com crises epilépticas. Estas condições manifestam-se através de tremores, movimentos estereotipados durante a vigília ou estados difíceis de explicar durante o sono. Estes fenómenos são difíceis de diagnosticar inequivocamente como normais, patológicos ou adaptativos. Estes estados são atualmente definidos como paroxismos (***Paroxismo,*** (spets. e scrib.). *Ataque súbito e violento (de uma doença, sentimento). (Dicionário Explicativo ed. por S.I. Ozhegov e N.Y. Shvedova).*

Estudos epidemiológicos actuais mostram que, no primeiro ano de vida, a epilepsia ocorre em 50-200 casos em cada 100.000 crianças, com eventos não epilépticos nesta coorte a atingir 60-70% [53: 919-921-c].

Os paroxismos não epilépticos são muito difíceis de distinguir das crises epilépticas. Isto deve-se ao facto de os sinais clínicos e neurológicos dos NEPS também serem observados nas crises epilépticas. É impossível diferenciar um fenómeno epilético de um fenómeno não epilético numa primeira avaliação. Também é possível que algumas crianças apresentem mais do que um fenómeno. A abordagem correta para o diagnóstico é uma história e um exame minuciosos, o que resultará, na maioria dos casos, numa resolução precisa do problema. A observação periódica dará ao clínico uma ampla oportunidade de reunir dados clínicos extensos sobre o assunto em questão. Devido a diferenças de idade e de nível de maturidade ou à presença de outras anomalias neurológicas subjacentes, é frequente faltarem informações adicionais ou pormenores descritivos. Em alguns aspectos, isto permite uma observação mais clara do que está a acontecer. No entanto, nestas circunstâncias, muito do que estamos a tentar responder na nossa conversa com o doente e na descrição individualizada dos sintomas pode ficar sem resposta ou ser mal interpretado. O reconhecimento de diagnósticos errados, especialmente de epilepsia, nestas populações (bebés, crianças pequenas e crianças com deficiências neurológicas) pode ser significativo [92: 234-240-c]. Um conceito ainda mais importante é que pode haver ambiguidade e incerteza clínica para qualquer diagnóstico particular de epilepsia ou crise não-epilética [30: 155-161-c]. O diagnóstico incorreto da epilepsia é reconhecido mundialmente e pode ser mais problemático quando feito por não especialistas. Em alguns estudos populacionais, o rácio entre o diagnóstico incorreto e o diagnóstico correto é de 3: 1.28. A categoria de diagnóstico "incerto" varia entre 0% e 24% [46:704-706-c].

Houve pelo menos sete grandes estudos que identificaram esses problemas [65:477-480-c]. O diagnóstico inicial de epilepsia, após o encaminhamento, 16-33% dos indivíduos do estudo foram encontrados com distúrbios paroxísticos não-epilépticos específicos [51:585-589-c].

Vários estudos de base populacional permitiram uma melhor compreensão da frequência dos erros de diagnóstico da epilepsia e dos dados sobre a prevalência de eventos paroxísticos não epilépticos [65:477-480-c]. A condição geral do paciente é uma categoria central da medicina clínica. O fundador da Neurologia do Desenvolvimento, H.F. R. Precht (2017), acredita que a determinação do estado do sistema nervoso, conforme exigido pela sequência de exames neurológicos, é um componente importante do exame. Isto é especialmente verdade em crianças em desenvolvimento, e avaliar a sua condição nestas crianças é um desafio devido à presença de fenómenos pouco diferenciados e difíceis de interpretar em crianças desta idade [14:136-c].

Uma condição paroxística não epilética frequentemente observada em crianças pequenas é o paroxismo afetivo-respiratório (PAr), que se manifesta por apneia involuntária com perturbação da consciência e da atividade motora a curto prazo em resposta a um fator provocador. Na prática moderna, os PPA levam a diagnósticos errados de epilepsia devido a condições paroxísticas semelhantes (perda de consciência, apneia, cianose, por vezes a presença de espasmos tónicos e convulsivos). É de salientar que as PEA não ocorrem apenas em crianças saudáveis; podem ocorrer em lesões orgânicas do SNC ou em epilepsia, o que apresenta algumas dificuldades no diagnóstico diferencial [44:265-269-c].

Estes casos paroxísticos em crianças de tenra idade eram conhecidos há séculos, desde o tempo de Hipócrates ("Num ataque de retenção da respiração, a criança pára subitamente de respirar como resultado de um misterioso terror ou medo dos gritos de outras pessoas, ou durante o choro, em que o fornecimento de sangue ao cérebro é reduzido, a criança fica pálida e perde a consciência."). (88: 354-361-c), mas a primeira descrição na literatura científica foi escrita por Nicholas Culpepper (1616-1654): ("As crianças têm esta doença .... Por causa da raiva ou da tristeza o coração desloca-se do centro para o diafragma e a respiração pára, quando o fator provocador cessa, estes sintomas também desaparecem.")") [22:561-565-c]. Além disso, no século XIX e no início do século XX, foram descritas em pormenor as suas caraterísticas clínicas, que foram mais tarde rotuladas de forma infantil de histeria ou síncope infantil por Rill e Barthesin em 1843 e por Meigsin em 1848.

No século XX, vários autores publicaram as suas opiniões clínicas sobre o seu significado fisiopatológico e prognóstico. Para o efeito, foram utilizados vários termos e definições para designar os episódios paroxísticos relevantes em bebés e crianças pequenas.

O termo "ataques de retenção da respiração" ou "ataques anóxicos reflexos" é atualmente utilizado em grande parte da literatura em língua inglesa. No entanto, D. D. Korostovtsev et al. autores (2007) introduziram o termo "crises afetivo-respiratórias" na neuropediatria russa, uma vez que esta definição descreve a presença involuntária de um estímulo precedente (medo, dor, pavor), bem como o desenvolvimento sequencial e involuntário de sintomas (perturbação respiratória, apneia, convulsão, desarmonia) [14:59-61-c].

A ARP ocorre principalmente em crianças com menos de 5-6 anos de idade. A estreia ocorre mais frequentemente entre os 6 e os 18 meses de idade (até 80%). Em cerca de 15% dos casos, os primeiros episódios semelhantes a convulsões ocorrem em bebés com menos de 6 meses de idade, raramente mesmo nas primeiras semanas ou meses, e em crianças com menos de 2% dos casos após os 10 anos de idade. A PEA é identificada pelo menos uma vez em 5-6% das crianças com idades compreendidas entre os 3 e os 17 anos [14:62-c]. É de salientar que a prevalência real da PEA pode ser ainda mais importante, uma vez que, em alguns casos, os pais que têm conhecimento desta condição paroxística em crianças não consultam especialistas para este problema devido a ataques únicos e pouco frequentes. A frequência da PPA numa criança varia muito, desde várias vezes por dia (uma vez por dia), até um único episódio ou vários episódios por ano. No entanto, é indicado que a frequência média das crises no início e durante o período ativo é de 1-5 por semana. Geralmente, após o início de um ataque, a sua frequência aumenta e depois diminui. De acordo com estudos epidemiológicos, a PSA, tal como muitas outras doenças neurológicas, ocorre nos rapazes numa proporção de 1,3 a 1,5 do que nas raparigas [40:547-550-c]. No entanto, na prática diária do neurologista pediátrico, parece por vezes que as proporções opostas - o predomínio da PEA - são observadas nas raparigas [21]. A história familiar de tais paroxismos é agravada em 23-38% dos casos e, ao mesmo tempo, a epilepsia não excede as médias da população [58: 129-130-c]. A dominância familiar materna sugere um possível papel adicional do imprinting genómico. A prevalência relatada de ARP grave varia de 0,1 a 4,6%. No entanto, um inquérito específico a familiares mostra taxas mais elevadas de PAA que se aproximam do máximo (14,6%) [102: 295-300-c].

Os mecanismos patogénicos de desenvolvimento e as manifestações clínicas dos paroxismos permitem-nos distinguir, em primeiro lugar, com base nas alterações da pele do rosto da criança durante um ataque - "cianótica" (CARP) e "pálida" (BARP), bem como "mista" (ARP). A prevalência de ARP por alterações cutâneas é BARP 61% -78%, CARP 25% - 36%, e ATS 26-46%. Tendo em conta as principais diferenças clínicas e patogénicas entre as crises, Stevenson (1978) distinguiu estes tipos nosológicos fundamentalmente diferentes e propôs a utilização do termo - "crise anóxica reflexa" [14:59-61-c].

§1.2 Etiopatogénese dos paroxismos afetivo-respiratórios nas crianças pequenas.

O paroxismo afetivo-respiratório (PFA), como o nome indica, é um episódio em que a criança pára involuntariamente de respirar e perde brevemente a consciência imediatamente após um acontecimento assustador ou emocionalmente perturbador ou após uma experiência dolorosa. O diagnóstico baseia-se principalmente na natureza da provocação inicial que causa o desconforto emocional da criança (apneia, mudança de cor (pálida ou cianótica) e perda de consciência). De acordo com a sua evolução clínica, a PPA divide-se em formas ligeiras, moderadas e graves. A PPA ligeira termina com a alteração da cor e a dificuldade em respirar. A forma grave da PSA é acompanhada por um tónus postural progressivo e uma perturbação da consciência. A criança assume frequentemente uma posição opistótona e podem ser observadas contracções mioclónicas curtas. Quando as convulsões cessam, há um período de alívio e suspiros.

A ARP desenvolve-se não só em crianças saudáveis, mas também como resultado de danos perinatais no sistema nervoso central, o que leva a dificuldades no diagnóstico e no diagnóstico diferencial.

Existem vários factores no desenvolvimento da PAA: predisposição genética, desregulação do sistema nervoso autónomo e atraso na mielinização do tronco cerebral. A anemia e a deficiência de ferro foram anteriormente associadas à PPA, embora o mecanismo patogénico ainda não esteja claro. Além disso, a PPA pode, por vezes, ser o sintoma inicial da síndrome de prolongamento do intervalo QT ou de perturbações paroxísticas do ritmo cardíaco. Por conseguinte, recomenda-se a realização de um eletrocardiograma (ECG) para a síndrome de prolongamento do intervalo QT. As contracções mioclónicas associadas após episódios de choro podem ser observadas com ataques acentuados de palidez e, em menor grau, com ataques de comportamento cianótico. [17:61-65-c].

Em meados do século passado, os investigadores sugeriram nos seus trabalhos científicos que a predisposição hereditária desempenha um papel no desenvolvimento da PAA. 20-30% dos casos são herdados no tipo autossómico dominante [101:1528-1167-c].

A desregulação autonómica é um mecanismo fisiológico comum ao desenvolvimento de paroxismos afetivo-respiratórios. Parece ser dependente da maturação, com uma resolução gradual desta propensão para a desregulação ao longo do tempo. A hiperatividade simpática reflexa está associada a ataques sinusais e a hiperatividade parassimpática reflexa está associada a ataques pálidos [36:351-359-c]. Os primeiros estudos das respostas autonómicas foram motivados pela observação de um pai que notou um abrandamento da frequência cardíaca do seu filho durante o período de pálido [83:5-22-c]. Muitos investigadores estudaram o reflexo oculocárdico utilizando a compressão ocular. A pressão simultânea em ambos os globos oculares fechados durante 10 segundos desencadeia sinais aferentes através do ramo ocular do nervo trigémeo para os corpos motores cardíacos dos nervos vagos do tronco cerebral. Isto, por sua vez, leva a uma rápida sinalização eferente através do nervo vago para o nódulo sinoatrial do coração, resultando em abrandamento cardíaco ou assistolia transitória e prolongamento do intervalo R-R. A intenção era induzir síncope ou convulsão anóxica para fins de diagnóstico; no entanto, a assistolia de mais de 2 segundos era frequentemente utilizada como teste positivo. Stephenson analisou os dados normativos e observou as respostas em pormenor. É necessário um período de assistolia >6 segundos para atingir uma especificidade e sensibilidade >98%. Pode questionar-se se existe atualmente alguma aplicação clínica para simplesmente induzir a assistolia durante o registo EEG [27:1150-c]. Se o procedimento não induzir uma convulsão anóxica que seja reconhecível como o tipo exato de evento que os pais observaram, o procedimento torna-se em grande parte um exercício académico. Se o resultado for um evento confirmado, a validade diagnóstica da síncope pode ser assegurada. Este estímulo parassimpático mediado centralmente é mais facilmente eliciado em crianças com PPA mediada por via vagal (isto é, PPA do tipo pálido), mas também pode ser eliciado em pacientes com PPA cianótica. Um estudo mais recente analisou retrospetivamente 116 pacientes com PPA em comparação com 46 pacientes com epilepsia [92:234-240-c]. Os autores utilizaram a duração da assistolia durante 2 segundos como resposta positiva e verificaram que havia apenas 26% de sensibilidade nos doentes com epilepsia, mas encontraram 100% de especificidade na PCA [92:234-240-c]. É claro que tanto a epilepsia como a síncope podem ocorrer simultaneamente na mesma criança. É semelhante no facto de muitas crianças apresentarem padrões mistos de PSA, ou seja, predomina o tipo cianótico ou pálido, mas ambos os tipos são expressos em alturas diferentes ou numa combinação não especificada dos dois ao mesmo tempo.

A fisiopatologia básica da PPA envolve interações entre a maturidade do SNC, os mecanismos de controlo respiratório, os mecanismos cardiopulmonares, a capacidade de oxigénio no sangue e o sistema nervoso autónomo. A CARP é uma crise hipóxica de tipo 1 e a BARP é uma crise hipóxica de tipo 2, podendo cada tipo ocorrer na mesma criança [93-:49-56-c]. As principais conclusões a retirar destes estudos são que existe uma forte propensão para a assistolia reflexa através do mecanismo vagal.

No trabalho clássico de Gasto et al. foi realizada a monitorização fisiológica com acompanhamento de EEG durante a compressão ocular induzindo períodos de aprisionamento respiratório grave em 24 indivíduos [94:1063-1067-c]. Os grupos foram divididos em crianças que demonstravam forte inibição cardíaca (assistolia) com pouco efeito respiratório (grupo pálido), intensa inibição respiratória e fraca ação cardíaca (grupo cianótico) e um terceiro grupo que demonstrava ambas as inibições cardiorrespiratórias (grupo misto). Em cada grupo, no início da mudança de cor, bradicardia e/ou bradipneia, o EEG demonstrou uma explosão de ondas lentas [96]. Resultados semelhantes foram subsequentemente demonstrados por uma série de investigadores [114:87-98-c]. Esta sequência foi alargada por Gauck et al. que registaram eventos em vinte crianças com duração de até 40 segundos, com a evolução clínica a ocorrer durante a expiração inspiratória completa [118:3130-3139-c]. Determinaram que os ataques cianóticos se desenvolvem durante uma série de quatro fases distintas: provocação, apneia expiratória, rigidez e estupor [121:109-114-c].

A "apneia de expiração prolongada" com hipertensão arterial é originalmente apresentada por Southall et al. num estudo de monitorização fisiológica envolvendo 8 crianças, tendo sido posteriormente alargado a 51 crianças [30:155-160-c].

Os investigadores estudaram o papel da anemia por deficiência de ferro na patogénese da PAA, mas os resultados foram contraditórios. J.Holowach et al. (1963) também observaram que a anemia por deficiência de ferro é frequentemente encontrada em crianças com PEA, especialmente em doentes com paroxismos afetivo-respiratórios graves e frequentes. M. Bhatia et al (1990) verificaram que a PAA era mais frequente em famílias socialmente desfavorecidas, onde o risco de deficiência de ferro nas crianças era maior devido a uma possível subnutrição. X. Genconul et al (2002) encontraram evidências de anemia por deficiência de ferro em 60% das crianças com ARP. Verificou-se que a diminuição da concentração de ferro na hemoglobina afectava a frequência e a gravidade dos paroxismos. Além disso, W. Franklin et al (1997) encontraram uma associação direta entre a anemia por deficiência de ferro materna e a incidência de PEA em bebés [12:155-160-c]. Muitos estudos que demonstraram de forma fiável a eficácia do tratamento de crianças com PSA com medicamentos contendo ferro sugerem uma possível relação patogénica entre a anemia por deficiência de ferro na criança e o desenvolvimento de PSA. Um efeito positivo, ou seja, a cessação completa ou a redução significativa da frequência dos paroxismos, também foi observado nos casos em que a anemia estava ausente [21].

O papel da deficiência de ferro no desenvolvimento de ARP em crianças não é claro. Pensa-se que a anemia por deficiência de ferro resulta numa diminuição da saturação de oxigénio nos pulmões, o que leva a uma diminuição da oxigenação dos tecidos do corpo, incluindo o cérebro [30:155-161-c]. O metabolismo das catecolaminas no corpo é prejudicado devido à diminuição da concentração de ferro na criança, o que leva a uma diminuição da função dos neurotransmissores e das enzimas no sistema nervoso central. Makan et al. (1999) estudaram a interação da eritropoietina, do óxido nítrico e da interleucina-1 no cérebro para avaliar o papel da anemia por deficiência de ferro na ARP. O tratamento com preparações que contêm ferro aumentou a concentração de eritropoietina e reduziu os ataques de ARP em crianças [14;63-c].

A forte associação entre a anemia e a ARP foi referida pela primeira vez em 1963 e desde então tem sido confirmada por outros. Estima-se que entre 23,5% e 69% das crianças com PSA têm deficiência de ferro, e muitas são anémicas. Foram efectuados ensaios clínicos com o objetivo de tratar a deficiência de ferro em doentes com PSA, mas foram limitados por amostras de pequena dimensão e metodologia inconsistente [129].

Atualmente, presta-se muita atenção ao fator "psicogénico-neurótico" no desenvolvimento da ARP. Mas durante o desenvolvimento do paroxismo verificou-se que, embora a causa do choro da criança seja involuntária, o movimento reflexo, ou seja, a criança conscientemente não consegue entrar num estado de apneia, muito menos num estado de perda de consciência. As crianças neuróticas são mais susceptíveis de ter uma maior incidência de ARP. No entanto, do ponto de vista de alguns especialistas, tratar o problema da formação de PEA como "reacções histéricas de uma criança pequena" ou "comportamento histérico" é considerado inaceitável e ainda mais incorreto. Alguns estudos não aumentaram o risco de perturbações comportamentais e psico-emocionais nestas crianças em comparação com o grupo de controlo.

A relação entre problemas comportamentais, factores emocionais e ataques de contenção da respiração tem sido discutida por muitos investigadores. Os ataques de contenção da respiração foram descritos por por Abt [1918] como ocorrendo em "crianças neuropáticas de pais neuropáticos". Bridge et al. (1943) descobriram que as crianças propensas à contenção da respiração são geralmente do tipo ativo e enérgico, respondendo vigorosamente às situações, e que os episódios são provocados por "reacções infantis mimadas". KKanner [1935] considerou os episódios de contenção da respiração como um sinal de perturbações na relação pais-filhos. ЛакLaxdal et al. [1969]relataram que 30% das crianças com episódios de apneia tinham um comportamento anormal, incluindo explosões de raiva, hiperatividade e teimosia. Para investigar melhor o papel do comportamento e da contenção da respiração ДиМариDiMario e Burleson [1993] estudaram o comportamento de crianças com episódios de contenção da respiração em comparação com controlos e não encontraram diferenças nos perfis comportamentais, sugerindo que os episódios de contenção da respiração são involuntários e não podem ser equiparados a uma criança de temperamento difícil.

A relação entre o paroxismo respiratório afetivo e as emoções tem sido objeto de debate desde há muito tempo. Alguns autores observaram que as crianças com paroxismo respiratório afetivo têm certos traços caraterísticos que as tornam propensas a cair facilmente no desespero e na indecisão [33;34-8-c]. Se as crianças com PEA tiverem um temperamento difícil, os pais podem ter de adaptar as suas estratégias parentais ao temperamento da criança. Estas técnicas parentais adaptadas podem ser úteis para moldar os comportamentos difíceis destas crianças, o que pode reduzir o stress dos pais.

N. Anas et al. (1991) descobriram que o espasmo laríngeo ocorre em crianças pequenas devido à excitação local de receptores na parte superior da laringe causada por alterações na composição química do ar inalado, o que pode levar a uma paragem respiratória prolongada. Indiretamente, A. Taylor et al. (1976) confirmaram este possível mecanismo, provando o desenvolvimento de apneia por irritação mecânica do nervo correspondente em bebés primatas [72;203-8-c].

Assim, os principais mecanismos patogénicos do desenvolvimento da PSA em crianças pequenas ainda não são totalmente compreendidos, o que se torna um problema médico trivial.

§1.3 Manifestações clínicas dos paroxismos afetivo-respiratórios

As convulsões afetivo-respiratórias são um tipo especial de convulsões anóxicas ou de síncope mais frequente em crianças pequenas, nas quais as convulsões anóxicas ou a síncope são provocadas ou precipitadas por um estímulo doloroso. Foram identificados vários factores de provocação, mas o mais comum é uma pancada súbita na cabeça.

Após uma experiência física ou psicológica dolorosa, a criança pode engasgar-se ou chorar por breves instantes e depois perder a consciência. A criança desmaia se tiver estado de pé (Appleton, 1993; Martin et al, 2010) e fica muito pálida e letárgica. Os pais descrevem frequentemente a criança como estando pálida, "parecendo que está morta" (Appleton, 1993; Blackmore, 1999). Além disso, a criança pode ficar rígida (tónica) com espasmos dos membros (clónica) (Meyer, 2009). Um episódio de PPA é geralmente breve, por vezes com uma duração inferior a 15 segundos, mas pode durar até um minuto. A recuperação é rápida e foram registados desvios oculares para cima, bem como incontinência urinária (Appleton, 1993; Meyer, 2009: Tidy, 2012). Uma vez consciente, a criança pode sentir-se cansada, exausta e emotiva durante algum tempo. Esta fase corresponde a um período de assistolia auto-resolvente (Appleton, 1993; Meyer, 2009: Warrington, 2004; Tidy, 2012). Também são conhecidos casos de inconsciência prolongada (Meyer, 2009). A variante cianótica da ARP caracteriza-se pelo desenvolvimento de fases que mudam rapidamente, o que permite efetuar o diagnóstico adequado no momento da anamnese e fazer um diagnóstico diferencial com crises epilépticas e estados paroxísticos.

Sob a influência de factores inesperados de provocação emocional (medo, insatisfação, raiva, estímulo doloroso, etc.), a criança grita violentamente e começa a chorar, o que dura mais de 10-15 segundos.

No auge do choro, durante o período de expiração, a criança pára de respirar (apneia). Nesta altura, a consciência da criança é afetada durante alguns segundos, mas neste caso os pais ficam indiferentes à situação devido a outras distracções. A criança apresenta uma diminuição difusa do tónus muscular e todo o corpo fica coberto por uma coloração cianótica. A criança respira fundo e recupera a consciência - é o chamado paroxismo afetivo-respiratório, dependendo da sua apresentação clínica. A duração da perda de consciência no final de um ataque de PEA é geralmente de 20 a 60 segundos, podendo em casos raros durar mais tempo. Após este curto período, a respiração, a consciência e a atividade motora da criança recuperam rápida e espontaneamente. É frequente a criança ficar irritada após a convulsão e continuar a gritar [41;353-355-c].

Até à data, não se conhecem casos de aparecimento consecutivo de vários paroxismos seguidos, ou seja, um curso consecutivo de ataques de apneia parece ser um critério de exclusão para o diagnóstico de PEA. Outras perturbações somáticas da criança, doenças infecciosas, febre, fadiga, excitação emocional da criança podem levar a um aumento dos ataques afetivo-respiratórios.

Em alguns casos, a evolução atípica da PEA leva a certas dificuldades de diagnóstico nas fases iniciais. Por exemplo, a ausência de dados anamnésicos claros sobre a presença de um estímulo provocador inicial, em alguns casos o desenvolvimento de hipertonia difusa em vez de hipotonia muscular, por vezes a cabeça é atirada para trás e estão presentes elementos de opistótono. O paroxismo pode ser acompanhado por contracções de músculos individuais ou mesmo de um membro. Após a convulsão, pode observar-se um curto período de sonolência ou desorientação na criança [51;585-589-c].

Até 15% das crianças com PPA grave apresentam uma crise epilética anóxica generalizada nas últimas fases da crise, caracterizada por espasmos clónicos prolongados e um "pico lento" no EEG [33;34-38-c]. O paroxismo termina com um suspiro súbito e um rápido regresso à consciência, a menos que seja prolongado por uma crise epilética sem oxigénio [33;34-38-c].

Os episódios de retenção da respiração pálida são mais frequentemente provocados por dor ou medo do que por raiva ou frustração [88;354-361-c]. Os episódios de palidez são menos comuns do que os episódios cianóticos. Os episódios de retenção da respiração estão associados ao facto de a criança chorar durante um minuto e depois não inspirar até perder a consciência. Raramente, pode ocorrer uma convulsão imediatamente após a perda de consciência. Normalmente, a criança recupera a consciência pouco tempo depois e recupera a respiração normal. Em ambos os tipos, se a duração da inconsciência exceder aproximadamente 45 segundos, podem ser observadas posturas tónicas, opistótono ou movimentos clónicos dos membros [12;155-160-c]. Embora estas convulsões sejam inerentemente inofensivas, podem, no entanto, causar medo e angústia aos pais. [12;155-160-c].

Os paroxismos afetivo-respiratórios na criança, independentemente da altura em que ocorrem, desaparecem aos 4-6 anos de idade e, frequentemente, muito mais cedo. Atualmente, a PPA não tem consequências graves, mas alguma literatura descreve observações excepcionais isoladas e descrições de casos que resultam em assistolia cardíaca súbita e mesmo morte associada a PPA "pálida". Além disso, D. Southall et al. (1990) relataram mortalidade infantil com a variante "azulada" da ARP em 15% dos casos, o que levou a descrença e críticas. De referir que [14;136-c] Palchik A. B. e Poniatishin A. E. (2012) referem no seu estudo que não registaram quaisquer resultados adversos associados à PSA com base em mais de 20 anos de experiência no departamento de neurologia de um "serviço de urgência".

Verificou-se que o risco de epilepsia, de perturbações neurológicas persistentes ou de perturbações intelectuais significativas em crianças com PAA não excede a média da população [21]. De acordo com vários relatórios, o desenvolvimento definitivo de epilepsia ocorre em 0,5-11% dos pacientes com PAA [87;127-151-c]. A síncope, especialmente em crianças com BARP, pode desenvolver-se mais tarde em 17% dos adolescentes [62;82-84-c].

Num estudo de base populacional realizado em Geelong, Austrália (Estudo Geelong), a partir de uma amostra populacional de 4988 pessoas. Setenta e três crianças nascidas no início da década de 1970 e seguidas desde o nascimento até aos 11 anos de idade desenvolveram IRA grave. Este subgrupo de crianças teve uma maior incidência de convulsões febris (9,6%) em comparação com crianças sem FRA (5,2%), e uma maior incidência de convulsões não epilépticas

(11% versus 3,2%) (51 de 73 estavam sob acompanhamento completo) [29;171-183-c]. Não foram encontrados outros achados anormais específicos deste grupo.

As complicações graves dos paroxismos aferentes-respiratórios são raras. Taiwo e Hamilton [1993] relataram uma parada cardíaca prolongada em um paciente com ataques de PAE. As poucas mortes relatadas podem ter sido desencadeadas por aspiração ou ocorreram em crianças que estavam em paragem respiratória grave, muitas vezes com anomalias estruturais das vias aéreas ou uma história complicada [Paulson, 1963 ; Southall et al, 1987 , 1990].

Vários estudos mostraram que as crianças com PAA "cianótica" têm um risco ligeiramente aumentado de desenvolver perturbação de défice de atenção e hiperatividade ou perturbações comportamentais na velhice, em comparação com os controlos [91;496-498-c]. As crianças com a variante "pálida" da PAA apresentam frequentemente estados sincopais ou outras manifestações de disfunção autonómica transitória durante a adolescência ou a idade adulta jovem [92;234-240-c].

Assim, os resultados deste estudo mostram que os sintomas clínicos identificados nas crianças com PEA indicam a presença de um componente psicossomático na génese desta doença [15;61-65-c].

§1.4 Marcadores neurofisiológicos na avaliação clínica do recém-nascido e do lactente

É muito importante que os profissionais recolham uma história pormenorizada e específica, uma vez que os episódios de PEA podem ser facilmente diagnosticados como epilepsia. Até 50% dos episódios de convulsões relatados pelos pais, após uma cuidadosa recolha da história clínica, foram considerados como estando relacionados com convulsões anóxicas e não com eventos epilépticos (Stephenson, 2001). Num estudo que envolveu 380 crianças com menos de 16 anos que sofreram "convulsões, síncope", a PPA foi a principal causa de convulsões não epilépticas (Hindley et al., 2006). Esta situação não se alterou muito nos últimos anos, em particular, o sobrediagnóstico da epilepsia está a aumentar devido ao desenvolvimento ativo do problema da epilepsia. Muitas vezes, os sintomas de perda de consciência, contracções musculares tónicas e clónicas, incluindo a incontinência urinária, podem não ser a razão para o diagnóstico de epilepsia. Uma história de convulsões febris, enurese e perturbações do sono podem não ser factores suficientes para o diagnóstico de epilepsia [29;171-183-c].

O diagnóstico é normalmente efectuado por um pediatra com base na história. No primeiro episódio, é normalmente efectuado um ECG como parte das investigações iniciais de base para excluir arritmias cardíacas, síndrome do QT prolongado, bloqueio AV cardíaco ou hipertrofia ventricular. No entanto, todas estas condições são extremamente raras. Um EEG (eletroencefalograma) também é indicado como exame de base quando há suspeita de PPA. Tanto os resultados do ECG como do EEG serão normais para a PPA (Martin et al, 2010; Tide, 2012). A localização das ondas de pico no EEG em diferentes derivações deve ser cuidadosamente interpretada, uma vez que podem ser benignas. Para uma avaliação adequada do EEG é também de grande importância o método de realização do estudo, tendo em conta a idade e o estado funcional da criança (Gorbacheva F.E., 2004.).

Atualmente, o diagnóstico de epilepsia é muito sério e é necessário conhecer os critérios de diagnóstico e reexaminá-lo ao longo do tempo, uma vez que a toma de medicamentos anticonvulsivantes pode levar a complicações graves para o organismo. Os paroxismos não epilépticos devem ser distinguidos das crises epilépticas generalizadas e parciais (Gorbacheva F.E., 2004.). A síncope pediátrica, a discinesia paroxística, a parassónia e as crises pseudoepilépticas (induzidas psicologicamente) são frequentemente confundidas com doenças epilépticas. A perda de consciência também é causada por isquémia cerebral transitória aguda.

Em alguns estudos, não foram encontradas alterações nos sinais de RMN e EEG em crianças com paroxismos afetivo-respiratórios. Na maioria dos casos, o diagnóstico é feito com base nos achados clínicos e na história ou vídeos caseiros fornecidos. Por conseguinte, não são recomendados estudos EEG para estas crianças. O EEG convencional é por vezes necessário para assegurar aos pais que a criança não tem atividade epileptiforme [29;171-183-c].

Os estudos de neuroimagem, como a tomografia computorizada (TC) e a ressonância magnética (RM) da cabeça, são normais em crianças com apneia e não são necessários. A eletroencefalografia (EEG) também não é normalmente necessária. Embora a criança possa parecer ter tido uma convulsão, não são observadas convulsões no EEG em crianças durante os episódios. Se uma criança tiver uma convulsão com tremores que dure mais de dois minutos, pode ser pedido um EEG porque a criança pode estar a ter uma convulsão causada por períodos de retenção da respiração. O médico pode pedir análises ao sangue para verificar a existência de anemia, uma vez que o tratamento da anemia pode reduzir a frequência das crises de apneia. Pode ser pedido um eletrocardiograma (ECG) se os sintomas não corresponderem a um episódio típico de apneia (Sarah Roddy, 2020)

§1.5 Mecanismos neuroquímicos na patogénese dos paroxismos afetivo-respiratórios

O sistema nervoso é um sistema morfológica e funcionalmente muito complexo, cuja principal função é regular e controlar os processos bioquímicos que ocorrem no corpo humano e animal. Isto ocorre principalmente em resultado das peculiaridades da composição e do metabolismo do tecido nervoso. Recentemente, tem-se verificado um aumento significativo do interesse pelo controlo das principais funções cerebrais através da utilização de péptidos. Foi descoberto um número bastante elevado de péptidos que, em concentrações muito baixas, podem afetar o tecido nervoso, actuando como moduladores de uma série de funções, bem como das acções de neurotransmissores, hormonas e agentes farmacológicos. Os péptidos podem, em certos casos, modificar as respostas comportamentais e estão envolvidos nos mecanismos de memória [16;74-76-c]. Dada a sua localização preferencial no SNC, estes péptidos foram designados por neuropeptídeos (NPs). Os peptídeos de tamanho pequeno a médio são classificados como neuropeptídeos, variando de 2 a 50-60 resíduos de aminoácidos (a. o.). As hormonas e um certo número de factores de crescimento celular são classificados como grandes péptidos [15;61-65-c]. As NPs são formadas pela proteólise de grandes péptidos ("alvo"). Estes são sintetizados em ribossomas e depois transportados para vesículas terminais nervosas, clivados por proteases para formas finais de NPs e segregados em neurotransmissores [17;61-65-c].

Os neuropéptidos são sintetizados não só no hipotálamo, mas também no cérebro e noutras partes do corpo. Ao sintetizar a liberina e as estatinas, o hipotálamo estimula a produção de hormonas hipofisárias e manifesta-se actuando sobre determinados neurónios do cérebro e outras células do organismo. Assim, os neuropeptídeos são poderosos estimuladores do comportamento emocional, da atividade motora, do centro respiratório, etc.

Nos séculos passados, a melatonina era considerada a hormona mais misteriosa e ambígua. A melatonina é segregada pelas células pinealócitas do vítreo durante a noite, a partir do triptofano para hidroxitriptofano e serotonina. Duas enzimas, a arilalquilamina-N-acetiltransferase (AA-NAT) e a acetilserotonina-O-metiltransferase (ASMT), formam então a melatonina a partir da serotonina [113;51-c]. A organização do ritmo sono-vigília nas crianças ocorre por volta dos 6 meses de idade, mas a produção de melatonina na criança saudável começa aos 3 meses de idade

Os resultados do estudo mostram que a melatonina modula a atividade eléctrica dos neurónios no cérebro. A melatonina tem a propriedade de afetar as vias GABAérgicas, 5NT-ergicas e NO/L-arginina e medeia a neurotransmissão do glutamato [115; 648-652-c]. Estudos de pesquisa de Ross et al, 2018 revelaram a propriedade antioxidante e neurometabólica da melatonina em crianças com epilepsia. Stewart e Lyon (2021) sugerem que os efeitos proconvulsivos da melatonina inibem os receptores GAMK A nas células piramidais. Em 2005, Hancock et al., num novo estudo aleatório cruzado e em dupla ocultação, determinaram que a administração de melatonina (5 mg) no tratamento da epilepsia em 31 pacientes com idades compreendidas entre os 8 meses e os 18 anos resultava numa redução da frequência das crises. Durante uma conferência em Roma, em 2014, Bruni et al. deram instruções e recomendações para o tratamento com melatonina de crianças com perturbações do desenvolvimento neurológico.

Os problemas de sono em crianças com atraso no desenvolvimento psicomotor podem estar associados a uma diminuição da secreção de melatonina e da sensibilidade dos receptores de melatonina. De um modo geral, os distúrbios do sono são os problemas mais comuns na população pediátrica. A prevalência de problemas de sono na infância é observada entre 30 e 40% [112; 2012-2023-c]. A privação do sono a nível celular aumenta o stress oxidativo no hipocampo e contribui para a perda de circuitos sinápticos dos neurónios, o que pode afetar as perturbações neurocognitivas, especialmente a atenção, os aspectos comportamentais e o desenvolvimento emocional (Justyna Paprocka, 2018).

Na última década, a melatonina tem sido considerada como uma óptima opção para minimizar as complicações neurológicas da lesão hipóxico-isquémica do sistema nervoso [113;51-c]. Devido à extrema sensibilidade do cérebro aos produtos de peroxidação, os radicais livres de oxigénio, desenvolve-se o stress oxidativo (Stewart LS, 2005;46:473-480). Este processo é regulado pela composição lipídica das biomembranas e está também envolvido na síntese de leucotrienos, prostaglandinas, metabolismo das catecolaminas e afecta a capacidade das membranas para permear e transportar substâncias através delas [95;1010-105-c]. Os métodos mais populares para avaliar a peroxidação lipídica são a determinação dos produtos de oxidação dos ácidos gordos polinsaturados: níveis de dialdeído malónico (MDA) e dienos conjugados (DC). Os dienos conjugados (DC) são metabolitos tóxicos que danificam as proteínas, as enzimas e os ácidos nucleicos [94; 393-399-c].

A melatonina pode servir como um potencial terapêutico eliminador de radicais livres (radicais hidroxilo, peróxido de hidrogénio, oxigénio singlete) e um antioxidante de largo espetro (ativação de vias antioxidantes; superóxido dismutase, catalase, glutationa peroxidase, glutationa redutase) [119;51-c].

As crianças após lesões cerebrais hipóxico-isquémicas desenvolvem frequentemente perturbações do ritmo circadiano. Estudos efectuados por Yang et al. provaram que a secreção de melatonina pelas células epiteliais é prejudicada após uma lesão hipóxica do sistema nervoso [119;51-c]. Sugeriram que o miR-325-3p (microRNA) pode desempenhar um papel como potencial regulador negativo da enzima limitadora da taxa de AANAT para a síntese de melatonina (Justyna Paprocka, 2018).

Atividade antioxidante da melatonina

A melatonina é produzida na glândula pineal, na retina e possivelmente em alguns outros órgãos. As funções da melatonina como antioxidante incluem: a) eliminação direta de radicais livres, b) estimulação de enzimas antioxidantes, c) aumento da eficiência da fosforilação oxidativa mitocondrial (reduzindo assim a formação de radicais livres) e d) aumento da eficiência de outros antioxidantes. Podem existir outras funções da melatonina, ainda por descobrir, que aumentam a sua capacidade de proteção contra os danos moleculares provocados por reagentes tóxicos à base de oxigénio e azoto. Numerosos estudos confirmaram a capacidade das concentrações fisiológicas e farmacológicas de melatonina para proteger contra os danos causados pelos radicais livres [83;5-22-c].

Na medicina moderna, alguns estudos utilizaram a melatonina em muitos casos para reduzir o stress oxidativo. Isto foi conseguido de várias formas: através da neutralização direta de espécies reactivas de oxigénio e de espécies reactivas de azoto e da estimulação indireta de enzimas antioxidantes, inibindo simultaneamente a atividade das enzimas oxidantes.

Os resultados mostram que a melatonina e os seus metabolitos têm efeitos antioxidantes e anti-inflamatórios potentes que protegem principalmente o ADN nuclear e mitocondrial em todas as células [86;151-180-c].

A sua ação antioxidante é considerada muito mais forte do que a das vitaminas E e C e do glutatião. A molécula pode capturar até 10 AFC (espécies reactivas de oxigénio) em comparação com os antioxidantes clássicos, que neutralizam um ou menos AFC (9). O efeito protetor da melatonina consiste em aumentar a atividade das enzimas antioxidantes, nomeadamente a superóxido dismutase (SOD), a catalase (K) e a glutationa peroxidase (GPO), aumentando a expressão das referidas enzimas (75;1-9-c). Além disso, a melatonina está localizada na superfície das membranas celulares, perto das cabeças polares dos fosfolípidos, protegendo assim as membranas celulares da oxidação. Ao alterar a fluidez das membranas, elimina os radicais antes que estes danifiquem os lípidos e as proteínas da membrana celular. A melatonina não tem propriedades pró-oxidantes [75;1-9-c].

A melatonina actua como eliminador de radicais livres e como antioxidante indireto. Elimina os radicais hidroxilos produzidos pela reação de Fenton e reduz a peroxidação lipídica no cérebro, além de bloquear a toxicidade causada pelo oxigénio singlete. Estudos realizados com ratos que sofreram um acidente vascular cerebral induzido e aos quais foram retiradas as glândulas pineais mostraram que a administração de melatonina numa dose de 5 mg kg-1 no início da reperfusão provocou uma melhoria nos animais. Foi observada uma redução das áreas isquémicas na massa cinzenta e na substância branca do cérebro, bem como uma redução da resposta inflamatória, e o edema cerebral foi reduzido. Além disso, estudos modernos mostram o efeito protetor da melatonina nas células gliais [86;151-180-c].

Os resultados do estudo de Venkataraman et al (2020) mostraram que a melatonina reduz significativamente os danos neuronais durante o stress oxidativo induzido pela exposição a neurotoxinas, aumentando a atividade de enzimas antioxidantes como a superóxido dismutase total (TSSD) e a glutationa peroxidase (GPO). Como mencionado anteriormente, verificou-se que a melatonina causa uma diminuição da peroxidação total e do aldeído malónico [109;189-197-c].

Assim, a ação antioxidante da melatonina baseia-se na sua indução direta e indireta de enzimas antioxidantes. Foi demonstrado que estes mecanismos de ação da melatonina estão associados aos seus efeitos oncostáticos, imunomoduladores, rejuvenescedores e neuroprotectores.

O efeito da melatonina acima mencionado indica que se trata de um dos antioxidantes mais potentes.

Conclusões do Capítulo I;

As condições paroxísticas não epilépticas da infância são um grupo de perturbações, síndromes e fenómenos que imitam as verdadeiras crises epilépticas. Abrangem idades desde o recém-nascido até ao jovem adulto e podem ser os problemas de diagnóstico mais comuns com que os médicos se deparam regularmente. A chave para o diagnóstico é uma história detalhada e uma observação cuidadosa.

A deteção de "estados paroxísticos não epilépticos" ajuda os médicos a evitar tratamentos desnecessários e potencialmente inadequados e reduz o risco de epilepsia. A monitorização longitudinal e a reavaliação são aspectos importantes da exatidão do diagnóstico.

Um dos estados paroxísticos não epilépticos mais frequentemente observados em crianças pequenas é o paroxismo afetivo-respiratório (PFA), que se manifesta por uma contenção involuntária da respiração com perturbação a curto prazo da consciência e da atividade motora em caso de estímulos exógenos. Na prática moderna, os PPA levam a diagnósticos errados de epilepsia devido a condições paroxísticas semelhantes (perda de consciência, apneia, cianose, por vezes a presença de espasmos tónicos e convulsivos).

O desenvolvimento de PEA pode resultar de uma disfunção transitória congénita (desregulação) do sistema nervoso autónomo da criança, de doenças somáticas associadas (anemia, hipocalcemia) e de uma maior sensibilidade e suscetibilidade a espasmos respiratórios em crianças pequenas devido a alterações na composição química do ar expirado.

A hipóxia cerebral, o desequilíbrio do sistema antioxidante e o aumento do stress oxidativo desempenham um papel importante na patogénese do desenvolvimento da ARP. Os cientistas, nos seus estudos, sugeriram que a melatonina reduz a formação do radical hidroxilo, destrutivamente tóxico, o que leva a uma diminuição do stress oxidativo. A prevalência da melatonina em todos os tecidos, incluindo a sua elevada concentração nas mitocôndrias, contribui provavelmente para a sua capacidade de resistir ao stress oxidativo e à apoptose. Existem fortes evidências de que a melatonina deve ser considerada um antioxidante direcionado para as mitocôndrias. A capacidade da melatonina para prevenir os danos oxidativos (isquémia/reperfusão, hipoxia/reoxigenação), especialmente no cérebro (acidente vascular cerebral) e no coração (ataque cardíaco) e doenças relacionadas, está bem demonstrada em muitos estudos experimentais. Devido aos seus mecanismos anti-radicais, a melatonina reduz a toxicidade dos medicamentos. As provas experimentais sugerem que a melatonina atrasa o desenvolvimento de várias doenças relacionadas com a idade e pode ser útil para o tratamento.

Neste contexto, a identificação dos factores de risco para o desenvolvimento da PAA e o estudo das caraterísticas clínicas, neurológicas e neurofisiológicas melhoram as tácticas de tratamento e previnem o desenvolvimento da epilepsia.

CAPÍTULO II. MATERIAL E MÉTODOS DE INVESTIGAÇÃO EM CRIANÇAS COM ARP

§2.1 Caraterísticas gerais dos doentes examinados

Com base nos objetivos do estudo, foi realizado um exame clínico de 103 pacientes de crianças com paroxismos afetivo-respiratórios na idade de três meses a três anos. Todos os pacientes foram submetidos a tratamento hospitalar e ambulatorial na clínica do Instituto Médico Pediátrico de Tashkent em 2019-2022.

As crianças foram incluídas no grupo principal de acordo com os seguintes critérios: crianças com menos de 3 anos de idade, perturbações paroxísticas da consciência, presença de crises não epilépticas, consentimento dos pais para a continuação do exame e teste psicológico.

Os seguintes critérios não foram incluídos no inquérito: defeitos cerebrais congénitos; doenças metabólicas hereditárias (fibrose cística), doenças cromossómicas e doenças auto-imunes.

O grupo de controlo era constituído por 20 crianças "condicionalmente saudáveis". As crianças do grupo de controlo foram examinadas por um pediatra no âmbito de um check-up normal durante o período de acompanhamento em ambulatório.

As condições necessárias para a inclusão de crianças no grupo de controlo são a ausência de atraso no desenvolvimento físico e psicomotor da criança (PMD), a ausência de registo com um neurologista com doenças neurológicas no primeiro ano de vida, história de gravidez e parto bem sucedidos, condição satisfatória ao nascimento, a pontuação de Apgar da criança deve ser de pelo menos 7-9 pontos, a condição neuropsiquiátrica e o desenvolvimento físico devem corresponder à idade e, durante o exame, os pais não devem queixar-se de patologia do sistema nervoso

As caraterísticas etárias eram comparáveis nos grupos comparados. A média de idade do grupo principal de crianças foi de 13,3 ± 7,2 meses, no grupo de controlo foi de 20,9 ± 6,4 meses, sendo 54 crianças com menos de 12 meses; 30 crianças com menos de 13-24 meses; e 19 crianças com menos de 25-36 meses. No grupo principal, predominaram os rapazes 69 (66,9%) sobre as raparigas 34 (33,0%) (razão sexual 2:1).

A distribuição etária das crianças nos grupos comparados é apresentada na Tabela 2.1. (Tabela 2.1.).

Tabela 2.1.

Distribuição dos doentes examinados por idade e sexo

Idade	Paulo			
	Grupo principal n=103		Grupo de controlo n=20	
	Rapazes	Raparigas	Rapazes	Raparigas
3-12 meses	34	20	8	4
13-24 meses	21	9	1	2
25-36 meses	14	5	3	2
Conclusão:	69	34	12	8

§2.2 Métodos de investigação clínicos, laboratoriais e instrumentais

O estudo examinou em pormenor os dados históricos de cada criança, independentemente do seu grupo, e analisou também em pormenor os antecedentes hereditários, familiares e sociais fornecidos pelos pais e familiares dos doentes.

Dividimos *os factores de risco* em 3 subgrupos para avaliar o impacto no desenvolvimento da PPA: 1) dados da história obstétrica e ginecológica; 2) dados do período neonatal; 3) factores sociobiológicos; *O exame neurológico* foi realizado sequencialmente, avaliando o estado das funções cerebrais superiores, dos nervos cranianos, da esfera motora (movimentos voluntários, coordenação, movimentos involuntários), da esfera sensitiva, das síndromes meníngeas e das funções autonómicas-tróficas.

Para a avaliação do estado neurológico da criança, foram tidos em conta os sintomas de hipertensão intracraniana, a atividade motora, os sinais piramidais, o tónus muscular, os reflexos tendinosos, os reflexos do recém-nascido, as anomalias de comportamento, as perturbações do desenvolvimento físico e psicomotor da criança (PMD), as perturbações do sono, a regurgitação, a inquietação irracional, a ansiedade e a dependência meteorológica.

No trabalho de investigação, avaliámos o estado do sistema nervoso das crianças com menos de 1 ano de idade utilizando a classificação das complicações das lesões do sistema nervoso central no período perinatal criada por N.N. Volodin e A.S. Petrukhin (2009).

Para avaliar o desenvolvimento psicomotor das crianças, utilizámos o método de Pantyukhin G.V., Pechora K.L., Frucht E.L. (2007) [18]. A metodologia consiste numa avaliação qualitativa do desenvolvimento da criança sem a utilização de pontos. O quadro apresenta indicadores de desenvolvimento de crianças dos 10 dias aos 3 anos de vida (norma) nas principais linhas de desenvolvimento (compreensão da fala, fala ativa, desenvolvimento sensorial, jogo, movimentos, competências, atividade construtiva, atividade visual e comportamento).

A metodologia determina a formação das primeiras reacções visuais e auditivas dos recém-nascidos. No período compreendido entre o final do período neonatal e os 5-6 meses de idade, são testados indicadores como o desenvolvimento de reacções visuais e auditivas, emoções, contacto entre crianças e pais, motricidade fina, motricidade grossa e discurso ativo. Dos 6 aos 12 meses de idade, é avaliado o desenvolvimento de acções conjuntas, o movimento com objectos, a compreensão do discurso ativo, as relações das crianças entre si e o desenvolvimento emocional.

No Ano 2, são diagnosticados a compreensão da fala, a fala ativa, o desenvolvimento emocional, o movimento e as competências e a atividade lúdica.

No 3º ano de vida, são testadas a compreensão da fala, a fala ativa, as atitudes em relação aos jogos, as competências em actividades construtivas e visuais e o comportamento de desenvolvimento emocional (Quadro 2.2.1.).

Quadro 2.2.1.

Indicadores do desenvolvimento neuropsicológico das crianças com menos de três anos de idade

Idade	***Nível de desenvolvimento neuropsicológico***								**Comportamento**	**Conclusão (epicr.cf.)**
	Compreensão discursos	**Ativo discurso**	**Tato desenvolvimento**	**Jogo**	**movimentos**	**Competências**	**Construtivo atividade**	**Pictórica atividade**		

No 1º ano de vida, o desenvolvimento psicomotor da criança é normal para a formação de competências dentro de +15 dias da idade normal aceite indicada na tabela. No 2° ano de vida - dentro de um quarto, no 3° ano de vida - meio ano. Com base na norma estabelecida, a formação de aptidões 1 período de epicrise mais cedo indica um desenvolvimento precoce, e a formação de aptidões 2 ou mais períodos de epicrise mais cedo indica um desenvolvimento rápido. Um atraso de 1 epicrisis na aquisição de competências indica um desenvolvimento lento. Para quantificar o desenvolvimento neuropsicológico das crianças, K.L. Pechora desenvolveu um método que avalia a profundidade e a amplitude do atraso nas crianças. Para este efeito, foram identificados 5 grupos de desenvolvedores [18]. O 1° grupo de crianças com desenvolvimento normal. As crianças são incluídas no 2° grupo se tiverem um atraso de desenvolvimento de 1 termo da epicrise. As crianças são incluídas no grupo 3 se tiverem um atraso de desenvolvimento de 2 períodos epicrisais. As crianças estão incluídas no grupo 4 se tiverem um atraso de desenvolvimento de 3 períodos epicrisais. As crianças estão incluídas no grupo 4 se tiverem um atraso de desenvolvimento de 3 períodos epicrisais, ou seja, um atraso de 9 meses. As crianças são incluídas no grupo 5 se tiverem um atraso de desenvolvimento de 4 epicrises.

O estudo do estado vegetativo da criança tem também potencial prognóstico em muitas situações clínicas. A análise do estado do sistema nervoso autónomo é de grande importância para o diagnóstico da ARP.

O SNA é uma parte integrante do sistema nervoso e é responsável pelo controlo de funções vitais como o batimento cardíaco, a respiração e a digestão. Está também envolvido na resposta ao stress. A presença de uma disfunção subjacente do sistema nervoso autónomo em crianças com ARP tem sido sugerida por muitos autores.

No diagnóstico diferencial da epilepsia com síncope, é importante identificar a disfunção autonómica. Podem ser observadas várias formas dominantes de episódios nos doentes com PEA, ou seja, podem ocorrer simultaneamente crises cianóticas, pálidas e mistas, mas a atividade do sistema nervoso autónomo é de grande importância na sua manifestação. Uma vez que existem diferenças nas manifestações clínicas da ARP em crianças, vamos considerar estes grupos separadamente, mas reconhecemos que têm semelhanças parciais.

Para analisar o estado e a capacidade reguladora do sistema nervoso autónomo, dispomos de uma ferramenta excelente e significativa: o tónus autonómico de base, o apoio autonómico e a reatividade. As perturbações autonómicas nas crianças podem ser generalizadas ou sistémicas.

Ao contrário dos adultos, as perturbações de pânico nas crianças têm as suas próprias particularidades, dependendo da idade da criança. Nas crianças mais novas, há uma predominância de manifestações vegetativo-somáticas na estrutura do ataque sobre as experiências de pânico e emocionais. Nos grupos etários mais velhos, a orientação vagal das reacções diminui, o componente simpático nos paroxismos aumenta, o que reflecte a intensificação geral da ligação reguladora humoral.

O tónus vegetativo inicial foi avaliado utilizando uma tabela adaptada para crianças desenvolvida por A.M. Vein et al. (1998) do Departamento de Pediatria da Academia Médica Russa.

Quadro 2.2.2.

Tabela de A.M. Vein et al. (1998) para a determinação do tónus vegetativo inicial do organismo.

Признак	Симпатикотония	Ваготония
Цвет кожи	Бледный	Склонность к покраснению
Сосудистый рисунок	Не выражен	Мраморность, акроцианоз
Сальность кожи	Снижена	повышена
Потоотделение	Уменьшена	повышено
Дермографизм	Розовый, белый	красный
Зябкость	Отсутствует	характерна
Температура при инфекциях	Склонность к гипертермии	Склонность к субфебрилитету
Переносимость душных помещении	Удовлетворительная	Плохая
Обмороки	Редко	Характерны
Головокружения	Не характерны	Характерны
Аппетит	Повышен	Может быт снижен
Масса тела	Склонность к похуданию	Может быт склонность к полноте
Число сердечных сокращений	Склонность к тахикардии	Склонность к брадикардии
Артериальное давление	Склонность к повышению	Склонность к понижению
Одышка	Не характерны	Характерны
Склонность к тошноте, рвоте, болям животе	Не характерна	Возможна
Боли в ногах по вечерам	Не характерны	Могут быть
Головные боли	бывают	частые
Сон	беспокойный	Глубокий, продолжительный

A soma dos sinais vagotónicos e simpaticotónicos é calculada a partir desta tabela. Se o número de sinais vagotónicos não for superior a quatro e o número de sinais simpaticotónicos não for superior a dois, este estado é designado por eutonia. Se o número de pontos em qualquer sistema for superior a seis, isso indica um aumento do tónus autonómico desse sistema.

Para determinar a reserva funcional de adaptação das crianças, tendo em conta as caraterísticas da idade, foi efectuado um teste ortostático passivo (teste de Telt, Kenny 1986), com a cabeça da criança elevada a uma altura de 30 graus.

O exame clínico geral foi efectuado da forma habitual: o estado do sistema músculo-esquelético, os órgãos respiratórios, os sistemas cardiovascular, gastrointestinal e geniturinário foram examinados sucessivamente para identificar patologias somáticas e antecedentes de comorbilidade. As crianças do grupo principal foram examinadas minuciosamente por especialistas restritos - pediatra, oftalmologista, otorrinolaringologista, ortopedista, cirurgião pediátrico e cardiologista, etc., caso fossem identificadas perturbações somáticas.

Os métodos laboratoriais de investigação incluem:

1. Análises sanguíneas hematológicas e bioquímicas gerais;

2. O teor sérico de marcadores bioquímicos (dialdeído malónico (MDA) e conjugados de dieno (DC), superóxido dismutase (SOD), glutatião peroxidase, glutatião redutase, catalase, citocromo C-oxidase e óxido nítrico (NO)) foi determinado por método espetrofotométrico;

Os soros de sangue periférico (venoso) foram utilizados como substrato para a determinação dos marcadores AOS e POL.

A neuroimagem foi realizada com tomografia transcraniana por ultrassom. No nosso trabalho de investigação, utilizámos um scanner SONIX (Canadá, 2007) composto por um transdutor setorial de 5-2 MGS e um transdutor linear de 14-15 MGS. A ultrassonografia foi realizada utilizando métodos padrão, quando o paciente foi hospitalizado, os dados foram registados e comparados com dados anteriores. O exame ultrassonográfico de outros órgãos foi realizado quando indicado.

O exame neurofisiológico incluiu a eletroencefalografia (EEG). O registo do EEG foi efectuado num eletroencefalógrafo de 16 canais "Neurocartograph-1-MBN" da empresa científica e médica "MVN" (fabricado em 2003).

A velocidade do "movimento do papel" era de 30 mm/seg. O sinal de calibração era de 50 mV, a amplitude era de 50 mW, o valor dos filtros passa-alto era de 30 Hz, a sensibilidade das válvulas era de 50 µV e a resistência dos eléctrodos não era superior a 10 kOhm. O trabalho de investigação foi efectuado numa sala escura e silenciosa, numa cadeira especial ou nos braços da mãe. Os resultados do EEG foram obtidos principalmente de manhã, em estado de sono fisiológico, por vezes em estado de vigília. O sono foi monitorizado através de critérios comportamentais (encerramento prolongado dos olhos) e de índices autonómicos (diminuição da frequência cardíaca e do tónus muscular). O registo monopolar foi efectuado com o programa Nero. O método e o procedimento de colocação dos eléctrodos na cabeça da criança coincidiram com o esquema padrão internacional.

§2.3 Métodos bioquímicos de investigação

Os marcadores seguintes foram selecionados para avaliar o papel da peroxidação lipídica e do sistema antioxidante no desenvolvimento dos paroxismos afetivo-respiratórios nas crianças (quadro 2.3.1.):

Quadro 2.3.1.

Marcadores bioquímicos investigados

<table>
<tr><th colspan="5">Indicadores POL analisados</th></tr>
<tr><td colspan="3">dialdeído malónico</td><td colspan="2">diencetonas</td></tr>
<tr><th colspan="5">Enzimas AOH</th></tr>
<tr><td>Superóxido dismutase (SOD)</td><td>Catalase</td><td>Glutatião redutase</td><td>Glutatião peroxidase</td><td>Glutatião-S-transferase</td></tr>
<tr><th colspan="5">Proteína</th></tr>
<tr><th colspan="5">Óxido nitroso</th></tr>
<tr><th colspan="5">Citocromo C oxidase</th></tr>
</table>

Para o trabalho de investigação, foi colhido sangue venoso (3-5 ml) em condições estéreis na sala de procedimentos, utilizando tubos bio-opacos Vasuette e Greiner (fabricados na Áustria).

Em seguida, foi efectuado "um procedimento de centrifugação padrão (Nimac CT 6E/CT 6EL) para obter soro (determinação de parâmetros bioquímicos e avaliação do estado antioxidante) e plasma citrato (determinação do hemograma geral e dos grupos tiol)" (Koleschenko P.D., 2012). (Kolesnichenko P. D., 2012).

Os lípidos são moléculas sensíveis ao oxigénio devido à sua estrutura molecular com um grande número de ligações duplas de hidrogénio. Os radicais livres iniciam e causam a peroxidação lipídica, especialmente nas membranas celulares, e estão associados a várias alterações fisiopatológicas, principalmente danos vasculares. A peroxidação lipídica pode ter vários efeitos nas funções celulares, quer diretamente, reagindo com proteínas e ácidos nucleicos, quer indiretamente, através das vias de sinalização dos receptores. Assim, a peroxidação lipídica dos lípidos membranares conduz a alterações no fluxo sanguíneo, ao aumento da permeabilidade e à diminuição do potencial membranar2, o que pode levar à morte celular. Entre os aldeídos dos produtos secundários da peroxidação lipídica, os mais importantes são o dialdeído malónico (MDA), os conjugados de dieno (DC), etc. (Tabela 2.3.2. (Tabela 2.3.2.) [24:223-233-c]. Uma vez que o MDA tem sido um dos marcadores mais populares e fiáveis para a deteção do stress oxidativo na prática clínica durante muitos anos, tem sido amplamente utilizado na investigação biomédica como biomarcador [24:223-233-c].

Quadro 2.3.2.

Порядок внесения реагентов в пробу (мл)

Реагент	**Опытная проба**	**Контрольная проба**
Физиологический раствор	0,8	0,8
Дистиллированная вода	-	0,2
Плазма крови	0,2	-
ТХУ	0,5	0,5
Центрифугировали 15 мин при 1700г, отбирали супернатант		
Супернатант	1,0	1,0
ЭДТА	0,075	0,075
ТБК	0,25	0,25
Содержимое пробирок перемешивали и ставили в кипящую водяную баню на 15 мин. Затем пробирки охлаждали до комнатной температуры		

Foram colocados 2,5 ml de sangue citratado num tubo de centrifugação com uma solução a 10% de 2,5 ml de ácido tricloroacético (TCA) e misturados cuidadosamente com uma vareta de vidro. As amostras foram centrifugadas a 3000 rpm durante 15 minutos. O precipitado foi retirado de 3,0 ml do líquido superior e colocado num tubo de centrifugação limpo, tendo sido adicionados 1,5 ml de ácido 2-tiobarbitúrico a 0,8% e bem misturados. A amostra foi colocada num banho de água a ferver durante 15 minutos (Khamnagdaeva N.V., 2017).

As amostras foram retiradas de um banho de água a ferver e arrefecidas numa corrente de água da torneira. Após o arrefecimento, as amostras foram centrifugadas a 3000 rpm. Quando centrifugadas durante 15 min. Em simultâneo com as experiências, foram também adicionadas amostras de controlo com 2,5 ml de solução de TCUK a 10% e 1,5 ml de solução de ácido 2-tiobarbitúrico a 0,8%. O tubo de centrifugação resultante é cuidadosamente colocado num tubo químico sem manchas, e o controlo é de 532 nm em relação à amostra, medindo-se a densidade ótica das amostras experimentais. Cálculo dos resultados A quantidade de MDA é calculada com base na seguinte fórmula. C=(E*10^6*3)/(1,56*10^5)

Disposições metodológicas para o estudo dos processos de oxidação por radicais livres e do sistema de defesa antioxidante do organismo. Método de determinação do dialdeído malónico no sangue. Voronezh. 2020. C. 37-39.

Determinação do teor de conjugados de dieno. O método baseia-se na determinação do teor de produtos de peroxidação lipídica no sangue através da absorção do espetro de luz ultravioleta do extrato lipídico na membrana eritrocitária por uma corrente de luz cromática. A quantidade de conjugados de dieno (DC) é extraída em fracções de heptano-isopropanol.

Reagentes:

1. n-heptano
2. isopropanal
3. Solução aquosa de ácido clorídrico 0,01 N
4. Cloreto de sódio calcinado

Procedimento: 8 ml de heptano-isopropanol foram adicionados a 0,1 ml de plasma sanguíneo, agitados durante 15 minutos e centrifugados a 6000 rpm durante 10 minutos. O extrato lipídico foi então transferido para um tubo de ensaio limpo e foram adicionados 5 ml de heptano-isopropanol numa proporção de 3:7, 2 ml de solução aquosa de cloreto 0,01 n (Ivanovna, 2017).. A fase de heptano foi cuidadosamente retirada e utilizada para análises posteriores. A fim de remover a água e os compostos solúveis em água da fase aquosa inferior do álcool, adicionou-se 1,5 g de NaCl e agitou-se vigorosamente. Os lípidos resultantes foram dissolvidos em 5 ml de mistura heptano-isopropanol (1:1) e analisados espectrofotometricamente. A 232 nm (absorvância DK) foi avaliada em relação ao controlo correspondente nos comprimentos de onda.

Determinação da atividade da catalase. A catalase protege o organismo dos efeitos tóxicos do hidrogénio, que se forma sob a influência da oxidação biológica nos tecidos. A enzima catalase no sangue tem uma atividade catalítica muito elevada, que é considerada heminferente. 222A intensidade da cor é medida num espetrofotómetro, num comprimento de onda de 410 nm, contra uma amostra que contém 2 ml de H O em vez de H O (quadro 2.3.3.).

Quadro 2.3.3.

	Контроль	Опыт	Премичание
H_2O_2	2 мл	2 мл	-
Сыворотки крови или гомогенат	-	0,1 мл	10 мин 37°C
H_2O	0,1	-	
$(NH_4)_6Mo_7O_{24}$	1 мл	1 мл	-

A atividade da catalase no soro e nos tecidos foi expressa pela quantidade de catalase e calculada através da seguinte fórmula.

к опыт(mcat/l)E=(A oncontrol - A)*V*t*22.2

Korolyuk MA, Ivanova LI, Mayorova IG, Tokarev VE. Métodos para determinar a atividade da catalase // Moscovo, *Medicina*, 1988. C.16-18.

Determinação da atividade da enzima superóxido dismutase (SOD). A determinação da atividade enzimática da SOD (KF 1.15.1.1.1) por Misra e J. Fridovich (1972). foi efectuada de acordo com o método. O princípio do método foi formado como resultado da interação aeróbia e NADH com base no azul de nitrotetrazol (NTS) para aniões superóxido que bloqueiam a quantidade de fenazimetassulfato (quadro 2.3.4).

	Контроль	Опыт	Примечание
ТРИС-ЭДТА буфер. pH=7.4	0.05 мл	-	
Сыворотки крови или гомогенат	-	0.05 мл	
Реагент 1	2.0 мл	2.0 мл	10 минут 37⁰C
Реагент 2	0.1 мл	0.1 мл	5 минут 25⁰C

Como resultado desta reação, o NTS forma hidrozintetrazólio. Na presença de SOD, a percentagem de redução de NTS diminui. A atividade de NTS resultante da incubação de 50% da reação de redução enzimática é indicada em unidades correspondentes a 1 g de proteína. A essência do método baseia-se na redução do nitrotetrazólio pelo azul e pelo meio alcalino.

Matyushin B.N. Determinação da atividade da superóxido dismutase no material de biópsia por punção do fígado nas suas lesões crónicas // Lab. *aff.* 1991. №7. C. 16-19.

Determinação da atividade da enzima glutatião redutase. Para a determinação da atividade da glutationa redutase (GR) (KF 1.6.4.2), a amostra de sangue colhida é centrifugada a 3000 rpm durante 15 minutos, colocada em citrato de sódio numa proporção de 10:1, o soro é retirado e lavado com solução física. A atividade enzimática do NADPH a 370°C é expressa em 1 minuto em 1 g de proteína, micromole de NADPH, em comparação com a diminuição do NADPH a 340 nm de comprimento de onda durante 10 minutos.

Vlasova SN, Shabunina EI, Pereslegina IA Atividade dos eritrócitos dependentes do glutatião nas doenças crónicas. // Moscovo. *Medicina,* 1990. C. 19-21.

Determinação da atividade da enzima glutatião peroxidase. A glutationa peroxidase é determinada pela acumulação de glutationa oxidativa: esta ocorre com o desaparecimento da glutationa oxidada e é detectada a um comprimento de onda de 260 nm. A atividade da enzima é indicada em µmol de glutatião em ácido por 1 ha ha de hemoglobina.

Vlasova SN, Shabunina EI, Pereslegina IA Atividade dos eritrócitos dependentes do glutatião nas doenças crónicas. // Moscovo. *Medicina,* 1990. C. 19-21.

Determinação da atividade da enzima glutatião transferase. A reação processa-se de acordo com o seguinte mecanismo. A atividade da enzima é determinada pelo substrato 1-cloro, 2,4-dinitrobenzeno.

glutatião + 1-cloro, 2,4-dinitrobenzeno → glutatião-dinitrobenzeno + HCl A atividade GT é determinada a um comprimento de onda de 340 nm.

Vlasova SN, Shabunina EI, Pereslegina IA Atividade dos eritrócitos dependentes do glutatião nas doenças crónicas. // Moscovo. *Medicina,* 1990. C. 19-21.

Determinação do teor de proteínas. A quantidade de proteínas foi determinada pelo método de Lowry.

Lowry O.H., Rosenbrouch H.G., Farr A.L., Randall R., Protein measurement with the folin phenol reagent, *J. Biol. Chem.,* 1975, v. 193, no. 1.- P. 265-275.

Determinação da citocromo C oxidase no soro.

O citocromo C oxidase (CsO) é um marcador metabólico endógeno útil para os neurónios porque o sistema nervoso é altamente dependente do metabolismo aeróbico para o fornecimento de energia e o citocromo oxidase desempenha um papel importante no metabolismo energético aeróbico mitocondrial (Wong-Riley 1989). Os níveis de citocromo C oxidase foram determinados por imunoensaio enzimático em amostras de soro, utilizando um kit comercial de imunoensaio enzimático (Human Caspase 8 Platinum ELISA) da eBioscience Inc, de acordo com as instruções do fabricante. Os valores limiares da determinação da citocromo C oxidase no soro são de 0,05 ng/ml.

M Wikstrom, K Krab e M Saraste, Cytochrome Oxidase A Synthesis, Academic Press, Londres, 1981.

Determinação do óxido nítrico no plasma

O óxido nítrico (NO), um gás gerado endogenamente, modula a atividade do CsO. Em concentrações de oxigénio mais elevadas, quando a CsO se encontra predominantemente no estado oxidado, consome NO. Em concentrações de oxigénio mais baixas, quando a CsO está predominantemente reduzida, o NO não é consumido e acumula-se na cavidade celular, resultando num aumento do tónus vascular local. As alterações na concentração intracelular de oxigénio provocam um aumento das espécies reactivas de oxigénio, levando à hipóxia nas células.

Procedimento: As amostras são desproteinizadas por adição de 0,4 ml de metanol-éter dietílico (3:1) a 0,2 ml de plasma (soro), seguida de centrifugação a 10000 rpm durante 30 minutos. A 200 µl do sobrenadante, adicionam-se 200 µl de solução saturada de VCl3. Este intermediário é então deixado reagir com o reagente de combinação, N-naftil-etilenodiamina (NED), para formar um composto azoico estável. A reação global é descrita no esquema abaixo. A cor púrpura intensa do produto permite a análise de nitritos com elevada sensibilidade e pode ser utilizada para medir a concentração de nitritos a ~0,5 µM. A absorvância deste aduto a 540 nm é linearmente proporcional à concentração de nitritos na amostra. Devido à natureza em duas fases da reação de Griess, existem variações entre as análises publicadas da reação de Griess. Por exemplo, o CA e o NED podem ser pré-misturados num meio ácido antes da interação com o nitrito. Noutra variação, depois de o nitrito reagir com CA em meio ácido, adiciona-se NED após 10 minutos. A variante mais popular é o método sequencial, em que o nitrito é misturado primeiro com SA e, em seguida, a NED é adicionada imediatamente. (Figura 3.3.1.).

Kobylansky, T.V. Kuznetsova, G.N. Soboleva, O.N. Bondarenko, O.A. Pogorelova, V.N. Titov, V.P. Masenko. Pogorelova, V.N. Titov, V.P. Masenko. Determinação do óxido nítrico no soro e plasma humanos por cromotografia líquida de alta eficiência. Biomedical Chemistry, 2003, Vol. 49 No. 6, pp. 597-603.

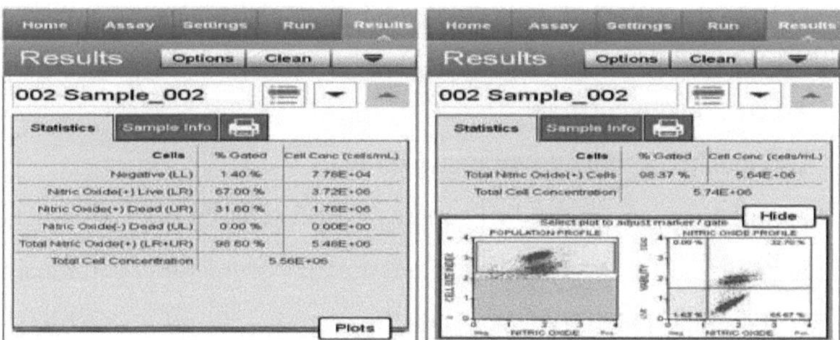

Figura 3.3.1: Teor de metabolitos de óxido nítrico *NOx* no plasma de crianças e doentes saudáveis (µmol/l).

§2.4 Métodos de tratamento utilizados

O tratamento dos paroxismos afetivo-respiratórios requer um tratamento diferenciado e individualizado. O principal objetivo do tratamento dos paroxismos afetivo-respiratórios é o alívio das crises e a prevenção da transformação em epilepsia. A escolha da terapêutica para os doentes com paroxismos afetivo-respiratórios deve basear-se na presença de condições pré-mórbidas, na natureza dos ataques de PEA, no estado clínico e neurológico, no grau de gravidade dos sintomas psicoemocionais e comportamentais, nos parâmetros bioquímicos, bem como na natureza dos parâmetros neurofisiológicos.

Para fundamentar a terapia patogénica para a correção da PAA em crianças, formámos duas direcções principais de terapia: patogénica e tradicional (terapia de acordo com recomendações clínicas).

Este princípio de terapia foi aplicado em todos os grupos etários.

- Terapia patogénica:

Esquema A: terapia nootrópica padrão + medicamentos contendo ferro + melatonina;

- Terapia convencional:

Esquema B: terapia nootrópica padrão.

As crianças do grupo do Esquema A (35 rapazes e 25 raparigas, idade média de 13,7±5,6 meses) foram tratadas com terapia combinada de melatonina (Melglis gotas em frascos de 50 ml, SYNERGY GLOBAL IMPEX (PVT) LTD, Paquistão) uma vez por dia (2 horas antes de dormir) durante 1 mês. As crianças de 6 meses a 1 ano de idade receberam melatonina numa dose de 0,5 mg/dia (3 gotas), de 1 a 3 anos de idade 1,0 mg/dia (5 gotas).

Os doentes do grupo do Esquema B (25 rapazes e 9 raparigas, idade média de 10,3±6,1 meses) foram tratados apenas com terapia nootrópica padrão. Como terapia nootrópica, utilizámos o medicamento Noofen. A duração do tratamento com Noofen foi de 4 semanas, em média. A eficácia do tratamento foi avaliada com base em observações clínicas e laboratoriais. Os doentes foram submetidos a exames clínicos, neurológicos e laboratoriais exaustivos. Dosagem de Noofen - até 1 ano de idade foram prescritos 50 mg uma vez por dia, *até* 2 anos de idade 50 mg 2 vezes por dia, crianças até 3 anos de idade 100 mg 2 vezes por dia.

Foram administradas preparações contendo ferro para corrigir a anemia por deficiência de ferro.

Um mês após o tratamento, os parâmetros bioquímicos (malondialdeído (MDA) e conjugados de dieno (DC), superóxido dismutase (SOD), glutationa peroxidase, glutationa redutase, catalase, citocromo C oxidase e óxido nítrico (NO)) no soro, caraterísticas da frequência dos paroxismos, gravidade das manifestações psicoemocionais e índices de atividade bioeléctrica cerebral.

A eficácia da melatonina como agente antioxidante foi confirmada em adultos; no entanto, a sua eficácia na prática pediátrica não é clara.

§2.5 Tratamento estatístico dos resultados obtidos

Os resultados do estudo foram realizados com base em medições ópticas de um espetrofotómetro Cary 60 da Agilent Technology. Os resultados obtidos foram efectuados com recurso ao programa informático Origin 6.1 (EUA) para o tratamento estatístico e a apresentação de imagens. Nos estudos, o modelo experimental foi efectuado pelo método de cálculo da média aritmética com base em análises sanguíneas. A diferença entre os valores obtidos nos estudos in vitro foi calculada pelo critério t. Neste caso, os valores $p<0,05$; $p<0,01$; expressam o grau de significância estatística.

CAPÍTULO III. ANÁLISE DOS FACTORES ETIOPATOGÉNICOS NO DESENVOLVIMENTO DA ARP

§3.1 Análise dos factores de risco dos paroxismos afetivo-respiratórios nas crianças

Para atingir os objectivos do trabalho de investigação, foram examinadas 103 crianças com ARP. A distribuição por género foi a seguinte: 66,9% de rapazes e 33,0% de raparigas.

No âmbito do estudo, foi elaborado um "Cartão Individual do Doente", que contém uma parte clínica retrospetiva (incluindo o período pré-natal, o período de recém-nascido, informações sobre vacinações preventivas, doenças sofridas e história social) e uma parte clínica prospetiva para a avaliação e o estudo dos factores de risco para o desenvolvimento da doença nas crianças, bem como o quadro clínico da doença.

Foi efectuado um estudo pormenorizado dos antecedentes obstétricos e ginecológicos, dos dados neonatais e dos factores sócio-biológicos que influenciam o desenvolvimento da PPA.

Ao analisar os dados da anamnese obstétrica e ginecológica, a gravidez nas mulheres em 85,4% dos casos foi acompanhada de patologia genital e extragenital. As patologias mais comuns foram a anemia por deficiência de ferro durante a gravidez (85,4%), toxicose durante a gravidez (56,3%), risco de interrupção da gravidez (25,2%), evolução patológica da gravidez (44,6%), aborto espontâneo na história (34,9%), doenças infecciosas-inflamatórias da mãe durante a gravidez (28,1%), doença cardiovascular da mãe (7,8%) e exacerbação de infeção crónica da nasofaringe (14,5%). O estudo percentual dos antecedentes obstétricos e ginecológicos no estudo mostra que a gravidez e o parto perfeitos foram muito raros. A análise dos dados da história obstétrica e ginecológica do estudo é apresentada na Tabela 3.1.1.

Quadro 3.1.1.

Характеристика перинатального периода детей обеих групп

Показатель	I группа n (%)	II группа n (%)
Беременность по счету		
1	56,3	75
2	24,3	25
3	16,5	-
4	4,9	-
Прерывания беременности в анамнезе	34,9	10
Патология беременности (раннего и позднего гестоза)	44,6	5
Токсикозы беременности	56,3	20
Угрозы прерывания беременности	25,2	10
Инфекционные заболевания матери во время беременности	28,1	10
Цитомегаловирус	6,8	-
Вирус простого герпеса лаб/генит (обострение)	5,8	-
Хронический вирусный гепатит B	1,9	-
сердечно-сосудистые заболевания матери	7,8	-
Обострение хронической инфекции носоглотки (стрепт, стаф)	14,5	5
Анемия	85,4	20

Ao analisar o estado de nascimento das crianças estudadas através dos registos médicos individuais, foram identificados os seguintes casos clínicos: 44 (42,7%) crianças nasceram em condições satisfatórias, 51 (49,5%) crianças nasceram em condições moderadas e

5 (4,9%) crianças nasceram em condições graves. Ao analisar a idade gestacional das crianças, verificou-se o seguinte: 73 (71%) crianças eram prematuras, 27 (26,2) crianças eram prematuras e 3 (2,9%) crianças eram pré-termo (Tabela 3.1.2.).

Quadro 3.1.2.

Оценка анамнестических данных детей в исследовании

Анамнестический критерий	Основная группа n=103	Контрольная группа n=20
Удовлетворительное состояние при рождении	44	16
Среднетяжелое состояние при рождении	51	-
Тяжелое состояние при рождении	5	-
Реанимационные мероприятия с последующей ИВЛ от 2 до 7 суток	2	-
Доношенность	73	18
Недоношенность I степени (34–37 недель гестации)	27	2
Переношенность (более 42 недель)	3	-

O papel dos indicadores avaliados pela escala de Apgar nos primeiros 5 minutos foi analisado no desenvolvimento da ARP. Neste caso, em 49 crianças do grupo principal, a escala de Apgar era de 7-8 pontos, em 47 crianças de 5-6 pontos (asfixia ligeira) e em 4 crianças de 3-4 pontos (nível médio de asfixia), o que reflectia o grau de hipóxia cerebral dos bebés nos primeiros minutos. (Figura 3.1.1.).

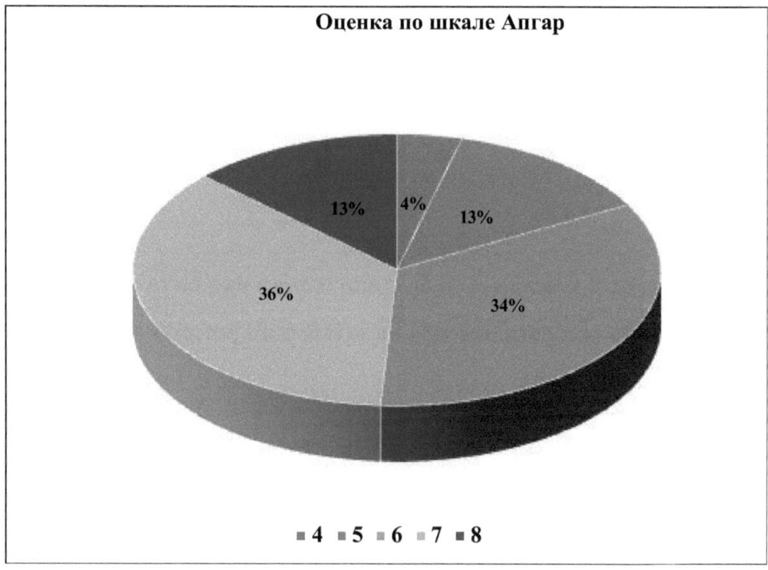

Fig.3.1.1 Caracterização comparativa dos factores de risco no período perinatal (estado da criança à nascença)

Ao estudar o período neonatal (Fig. 3.1.2.) (estado da criança durante o período neonatal), 85% das crianças apresentavam lesões perinatais do SNC de génese hipóxica (sob a forma de síndrome de excitabilidade cerebral, síndrome de depressão cerebral, síndrome de distonia motora, síndrome de distensão vascular), 25% tinham distrofia intra-uterina (hipotrofia), 28% tinham infeção perinatal (intra-uterina) e 8% tinham iterícia antes de 1 mês de idade.

Патология неонатального периода
перинатальное поражение ЦНС
82,5%
внутриутробная дистрофия (гипотрофия)
27,2%
перинатальная (внутриутробная) инфекция
27,2%
желтухи до 1 месяца
7,8%
0,0%
20,0%
40,0%
60,0%
80,0%
100,0%

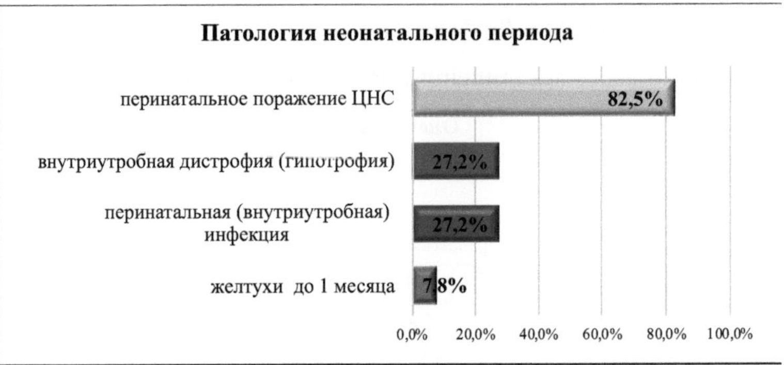

Fig.3.1.2 Caracterização comparativa dos factores de risco no período perinatal (estado da criança no período neonatal)

Como resultado da nossa investigação, a patologia somática concomitante foi registada em 90,2% das crianças com ARP. A patologia do sistema respiratório, a patologia do sistema cardiovascular e do trato gastrointestinal foram as mais frequentemente observadas.

As doenças dos órgãos respiratórios e ORL foram detectadas em 48,5% dos doentes, entre as quais as mais frequentemente registadas foram a broncopneumonia extra-hospitalar (37,6% dos doentes) e a rinossinusite aguda (11,9% dos doentes).

De entre as doenças dos órgãos do trato gastrointestinal, a gastroduodenite aguda e crónica (35,6%), a discinesia biliar (15,4%) e a disbacteriose (56,7%) foram as mais frequentemente detectadas nos doentes com PSA.

A análise dos resultados do estudo mostrou que em 23,8% dos pacientes com patologia confirmada do sistema cardiovascular, a disfunção do nó sinusal foi a mais frequente - taquicardia sinusal e bradiarritmias em 11,5% dos pacientes, bloqueio atrioventricular transitório (AV) de primeiro grau e bloqueio (AV) de segundo grau foram detectados com igual frequência em 12,4% dos casos em crianças dos principais grupos.

A combinação de várias patologias foi mais frequente no grupo principal de crianças e representou 66,8%, enquanto no grupo de controlo a combinação de patologias foi significativamente menos frequente e representou 5% ($p < 0,05$). Os resultados do exame objetivo estão sistematizados na Tabela 3.1.3.

Quadro 3.1.3.

Resultados da análise comparativa do grupo principal sobre o agravamento da anamnese somática

Indicador	ARP Forma cianótica n=47	ARP Pálido molde n=22	ARP Forma mista N=34
Doenças de pele	3	1	2
Doenças do trato gastrointestinal (trato GI)	13	16	14
Perturbações funcionais do intestino	10	20	18
Doenças respiratórias e otorrinolaringológicas	35	19	32
Infeção crónica e subaguda	12	7	11
Anemia por deficiência de ferro (ADF)	38	22	30
Rakhitis	36	20	34
Doenças do sistema cardiovascular	1	2	4
Doenças dos órgãos visuais	2	1	8

Ao analisar os dados apresentados na Tabela 3.1.3, foram diagnosticadas doenças somáticas em todas as formas de PSA. No entanto, na forma cianótica, as doenças dos órgãos ORL, a anemia por deficiência de ferro e o raquitismo foram mais frequentes.

Ao estudarmos a história familiar, obtivemos informação tendo em conta a condição hereditária da PSA, que revelou que 23% das crianças do grupo principal tinham uma hereditariedade paterna agravada. 77% dos antecedentes hereditários não eram agravados. Os dados de comparação sobre a hereditariedade da ARP são apresentados na Fig. 3.1.3.

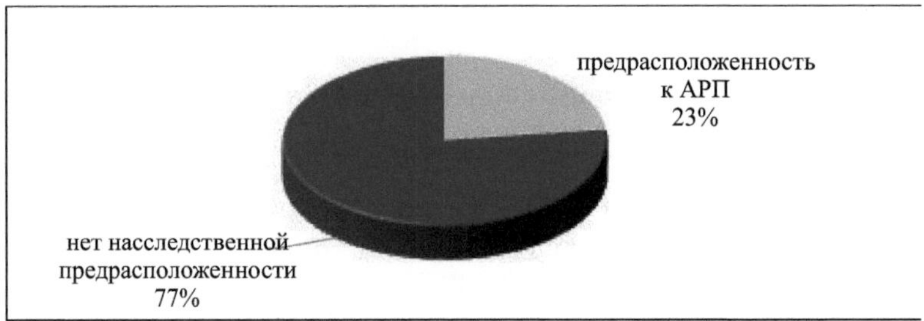

Fig.3.1.3 Caracterização comparativa da PSA em função da presença de predisposição hereditária para a PSA

§3.2 Resultados do exame clínico das ARP

Os ARP têm as suas caraterísticas específicas e, por isso, estudámos em pormenor a estreia, a natureza, o curso, a frequência dos paroxismos e os factores que provocam estes ataques.

Quando examinamos os dados da história, a frequência de paroxismos afetivo-respiratórios em 52,4% das crianças começou aos 3-12 meses, 29,1% das crianças aos 13-24 meses e 18,4% das crianças tiveram convulsões aos 25-36 meses (Figura 3.2.1).

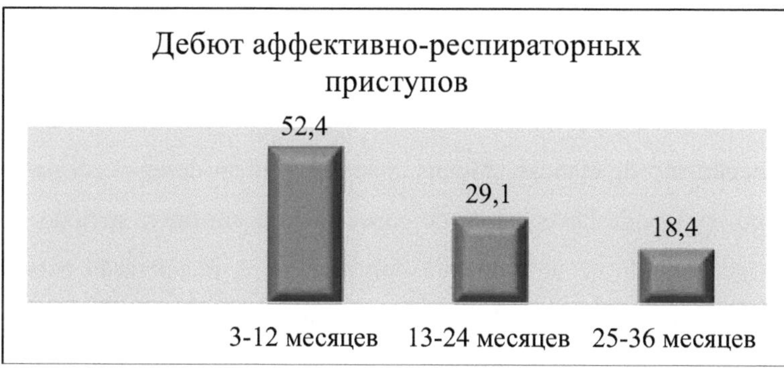

Fig.3.2.1 Caraterísticas comparativas da ARP em função do momento da primeira manifestação das crises

No trabalho de investigação, dividimos as crianças do grupo principal nas seguintes formas, dependendo da natureza do paroxismo. O diagnóstico baseia-se numa sequência caraterística e estereotipada de eventos clínicos que se iniciam com uma provocação que leva ao choro ou à angústia emocional, um estado silencioso de expiração acompanhado por uma mudança de cor. Como se pode ver na tabela, a forma cianótica da PSA foi mais diagnosticada em 45,6% das crianças, a forma pálida em 21,3% das crianças e a forma mista em 33,0% das crianças (Tabela 3.2.1.).

Quadros 3.2.1.

Distribuição das crises por tipo em crianças com paroxismo afetivo-respiratório

Convulsões por tipo	n=103 (%)
Cianótico	45,6
Pálido	21,3
Misto	33,0

Os ataques cianóticos de HBP foram frequentemente provocados por estímulos emocionais, como a raiva - 39 (84,7%) crianças e 8

(17,3%) frustração. A criança geralmente chora vigorosamente, mas normalmente durante menos de 15 segundos, e depois sustém a respiração ao expirar. A apneia está associada a um rápido aparecimento de cianose. Alguns episódios podem desaparecer nesta altura, mas pode haver perda de consciência e um breve período de letargia seguido de uma postura opistotónica. A recuperação ocorre normalmente no espaço de 1 minuto, com a criança a ter algumas respirações convulsivas e depois a regressar à respiração e consciência normais.

Os ataques de ARP pálida foram geralmente provocados por susto súbito - 12 (54,5%) e dor - 8 (36,7%). Por vezes, o fator provocador foi uma queda com traumatismo craniano ligeiro. Por vezes, o evento provocador não foi observado e a criança foi encontrada já no episódio. A criança suspira e chora, geralmente não por muito tempo. De seguida, a criança fica calma, perde a consciência e fica pálida com transpiração. Em episódios mais graves, podem ocorrer movimentos clónicos dos membros e incontinência urinária. Pode ocorrer cianose durante um ataque, mas esta é muito mais ligeira do que nos ataques cianóticos de retenção da respiração. A criança normalmente recupera a consciência em menos de 1 minuto, mas pode dormir durante várias horas após o episódio.

Dependendo da gravidade do curso dos ataques de ARP, os doentes foram divididos em 3 subgrupos (ligeiro-33%, moderado-29,1%, grave-19,4%) (Tabela 3.2.2.).

Quadro 3.2.2.

Distribuição das crianças examinadas em função da gravidade do curso dos ataques de APR.

ARP

luz	médio	pesado
39 (37,8%)	35 (33,9%)	29 (28,1%)

As convulsões nos doentes com ARP processavam-se da seguinte forma crises de congelamento com choro, acompanhadas de cianose da face (20 casos) ou de palidez (6 casos), seguidas de perda de consciência de curta duração e, por vezes, de um ligeiro tremor dos membros (6 casos); as crises manifestavam-se por uma breve inclinação da cabeça para trás, com choro ou posturas distónicas, perturbações da coordenação e vómitos periódicos (10 casos) ataques de tensão tónica dos músculos dos membros inferiores, virados para dentro ou cruzados, com sudação, por vezes olhar fixo e congelamento breve (18 casos); ataques de congelamento com choro, cianose da face (27 casos) ou palidez acompanhados de tensão tónica do tronco (16 casos) e/ou dos membros, sem perda de consciência (Fig.3.2.2.).

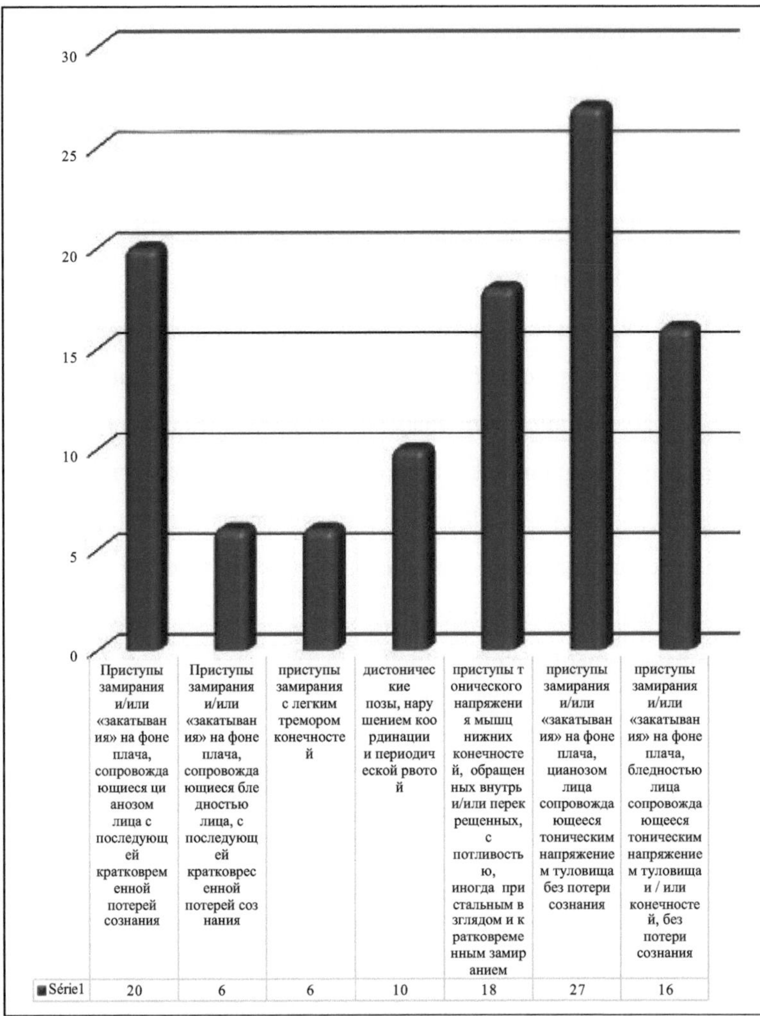

Fig.3.2.2 Caraterísticas comparativas da ARP em função da evolução clínica das crises

Uma história e um exame detalhados são importantes para fazer o diagnóstico e para os diferenciar das crises epilépticas e de outras causas de síncope.

Dependendo da perturbação da consciência durante os ataques de ARP, os doentes foram divididos em - com e sem perturbação da consciência (Tabela 3.2.3.).

Quadro 3.2.3.

Caraterísticas clínicas dos estados paroxísticos, em função da presença de perturbações da consciência

	Cianótico n=47 (45,6%)			**Pálido n=22 (21,3%)**			**Misto n=34 (33,0%)**		
	luz	médio	pesado	luz	médio	pesado	luz	médio	pesado
Do delito. consciências	-	10	10	1	2	3	-	2	2
Nenhuma infração consciências	12	10	5	5	6	5	17	8	5

O número de crises em crianças com paroxismo afetivo-respiratório, dependendo da recorrência das crises, foi selecionado semanalmente. 20,4% das crianças tiveram 3 crises por semana, 26,2% das crianças tiveram 5 crises por semana e as restantes 53,4% das crianças tiveram 1 crise por semana (Fig.3.2.3.).

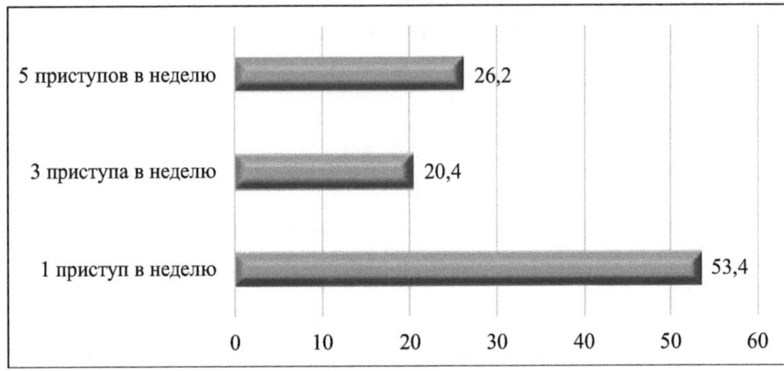

Fig.3.2.3 Caraterística comparativa da ARP em função de sobre a frequência das crises por semana

Ao estudar as caraterísticas clínicas e neurológicas dos doentes com PAA, foram identificados síndromes caraterísticos de lesões do sistema nervoso central no período perinatal. O síndroma de aumento da excitabilidade neuro-reflexa na forma cianótica da PSA foi detectado em 12 crianças, e na forma mista da PSA foi detectado com igual frequência o síndroma de perturbações emocionais e comportamentais (Tab.3.2.4. Fig.3.2.4.).

Quadro 3.2.4.

Caraterísticas das síndromes neurológicas nas crianças examinadas por tipos de ARP

Indicador	Cianótico	Pálido	Misto
Sem caraterísticas especiais	2 (1,9%)	4 (3,9%)	2 (1,9%)
A síndrome do aumento da excitabilidade neuro-reflexa	12 (11,6%)	5 (4,9%)	6 95,8%)
Síndrome de hipertensão-hidrocefalia.	4 (3,9%)	1 (0,9%)	1 (0,9%)

Síndrome de depressão cerebral	6 (5,8%)	2 (1,9%)	2 (1,9%)
Síndrome de disfunção autonómico-visceral	8 (7,8%)	3 (2,9%)	4 (3,9%)
Atraso no desenvolvimento psicomotor	9 (8,7%)	2 (1,9%)	7 (6,8%)
Perturbações emocionais e comportamentais	6 (5,8%)	5 (4,9%)	12 (11,7%)

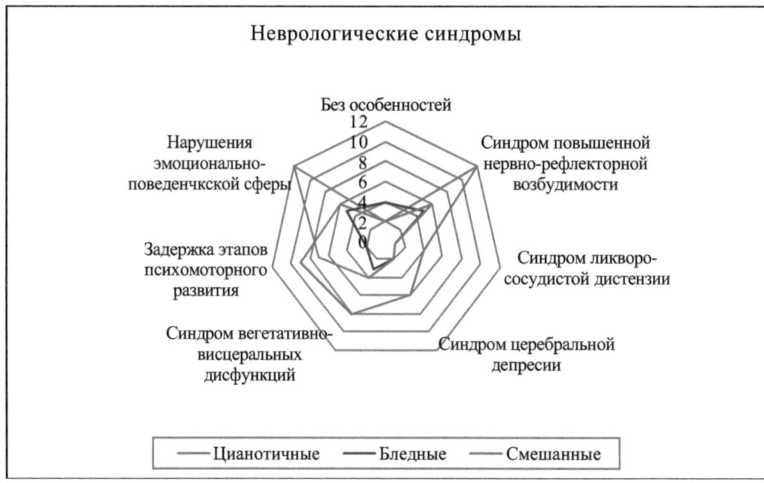

Fig.3.2.4 Caraterísticas comparativas das síndromes neurológicas em crianças por tipos de ARP

O exame clínico e neurológico das crianças do grupo principal revelou os seguintes sintomas neurológicos: estrabismo divergente em 3 (2,9%) crianças, perturbações da convergência em 4 (3,9%) crianças, alisamento do sulco nasolabial em 7 (6,8%) crianças, desvio ligeiro da língua em 3 (2,9%) crianças, hipotonia muscular em 27 (26,2%) crianças, distonia muscular em 23 (22,3%) crianças, hipertonia muscular em 16 (15,5%) crianças, reforço dos reflexos tendinosos profundos em 36 (34,5%) crianças, supressão dos reflexos tendinosos profundos em 14 (13,6%) crianças. Foi revelado que a frequência de perturbações do sono (dissonia, insónia, sonolongia, sonambulismo, pesadelos) foi significativamente ($p<0,05$) mais elevada nas crianças com ARP - 65 (63,1%) (Fig.3.2.5).

расстройства сна 65
угнетение глубоких сухожильных.. 14
усиление глубоких сухожильных.. 36
мышечная гипертония 16
мышечная дистония 23
мышечная гипотония 27
легкая девиация языка 3
сглаженность носогубных складок 7
нарушения конвергенции 4
косоглазие 3

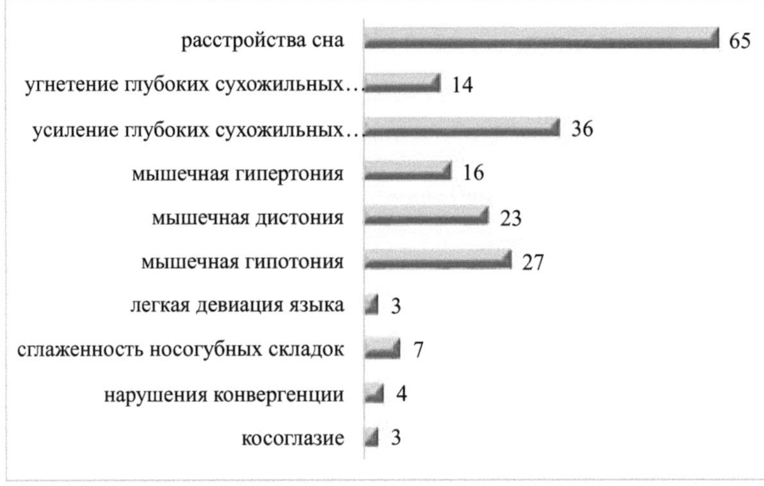

Fig.3.2.5 Caraterísticas comparativas dos sintomas neurológicos em crianças por tipos de ARP

A avaliação neuropsicológica é uma ferramenta indispensável porque é um método que inclui vários procedimentos sistematizados para estudar e mapear as funções mentais e cognitivas relacionadas com o funcionamento do sistema nervoso central. Analisa a presença de alterações comportamentais devidas a disfunções neurológicas ou a dificuldades cognitivas causadas por perturbações do desenvolvimento e lesões cerebrais. A avaliação neuropsicológica consiste num estudo pormenorizado que desempenha a função de avaliar indicadores cognitivos, linguísticos, perceptivos e psicomotores, a fim de correlacionar estes indicadores com os estados funcionais e estruturais do cérebro. Para este efeito, foi utilizada a metodologia de Pantyukhin G.V., Pechora K.L., Frucht E.L. (2007).

O desenvolvimento das competências motoras implica interações importantes entre a criança e o seu ambiente. Envolve também interações complexas entre os sistemas físicos e genéticos (especialmente os reflexos) presentes à nascença, o desenvolvimento sensorial, emocional, social e cognitivo da criança, que é em grande parte aprendido ou construído. O desenvolvimento psicomotor está relacionado com a motricidade geral (por exemplo, aprender a andar) e a motricidade fina (por exemplo, segurar uma colher). Quando se testou o desenvolvimento motor (motricidade fina) em (36,8%) das crianças, (motricidade grossa) em (26,2%) das crianças do grupo principal, verificou-se um atraso de 1 período de epicrise. Este desenvolvimento motor está continuamente ligado ao desenvolvimento sensorial, com o qual funciona em constante interação. Por exemplo, para agarrar um objeto, a criança deve coordenar o seu olhar e a sua preensão. No estudo do desenvolvimento sensorial (reacções de orientação visual e auditiva), em (11,6%) crianças do grupo principal, verificou-se um atraso de 1 período de epicrise. Ao testar a função da fala ativa em (33,9%) crianças e a compreensão da fala dirigida em (15,5%) crianças do grupo principal, verificou-se um atraso de 1 termo de epicrise.

O estudo neuropsicológico demonstrou que os indicadores de aquisição de competências sociais nas crianças: desenvolvimento da capacidade de brincar nas crianças (25,2%), atividade construtiva nas crianças (11,6%) e atividade pictórica nas crianças (26,2%) registaram um atraso de 1 período de epicrise em relação às crianças do grupo de comparação ($p>0,05$), estando estas alterações associadas a um fraco desenvolvimento da motricidade fina.

As crianças com DRA que obtiveram resultados significativamente baixos na medida Esfera Emocional demoraram muito tempo a sair de qualquer estado emocional negativo, mesmo quando eram confortadas pelas mães. Este facto, naturalmente, obrigava os pais a tomar medidas drásticas para as agradar. Os grupos de crianças de controlo conseguiam distrair-se facilmente do seu mau humor e respondiam melhor aos apelos da mãe durante as brincadeiras, em comparação com as crianças ARP (p>0,05). Por isso, a nossa hipótese é que as crianças com ARP têm uma "tendência para permanecer" nos seus estados emocionais máximos. O nosso estudo mostrou claramente que as crianças com paroxismos afetivo-respiratórios diferem das outras crianças por serem mais sensíveis, reagindo de forma aguda e intensa a qualquer ambiente negativo.

Assim, o estudo neuropsicodiagnóstico das crianças com paroxismos afetivo-respiratórios revelou um atraso no desenvolvimento sensorial e da fala e uma diminuição da motricidade fina (Fig. 3.2.6.).

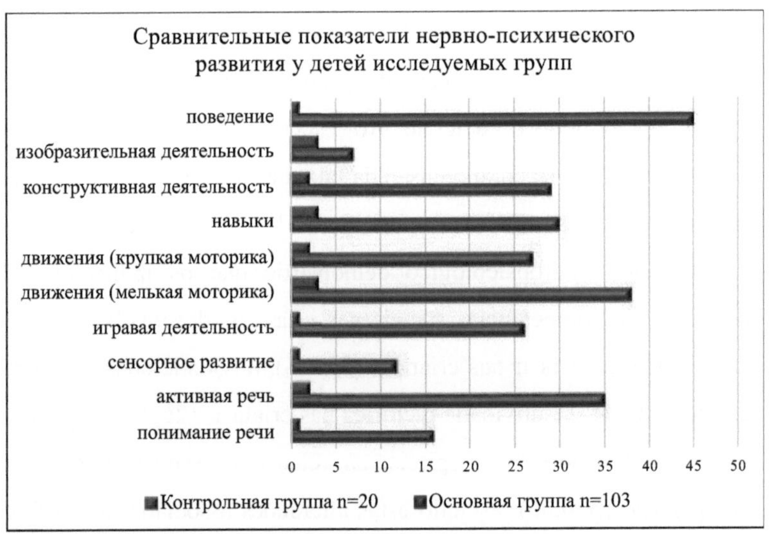

Fig.3.2.6 Indicadores comparativos do desenvolvimento psicomotor das crianças dos grupos estudados.

A neurofisiologia continua a estudar a patogénese dos ataques afetivo-respiratórios, mas salienta a sua ligação incondicional com as caraterísticas do sistema nervoso central relacionadas com a idade e, em maior medida, com a função do SNA. O estudo das particularidades do estado autonómico nas crises afetivo-respiratórias contribuirá para o desenvolvimento do tratamento. Os circuitos nervosos simpático e parassimpático coordenam as respostas ao stress e as respostas anti-stress, respetivamente. O equilíbrio entre estes sistemas conduz à homeostasia, enquanto o desequilíbrio conduz a estados patológicos. Por conseguinte, avaliámos o tónus vegetativo inicial das crianças utilizando a tabela de A.M. Vein. Uma alteração em qualquer tipo de tónus vegetativo pode afetar o desenvolvimento de sinais clínicos de ARP. Os resultados da avaliação do tónus vegetativo inicial foram eutonia em 27 crianças, simpaticotonia em 45 crianças e vagotonia em 15 crianças (Fig.3.2.7.).

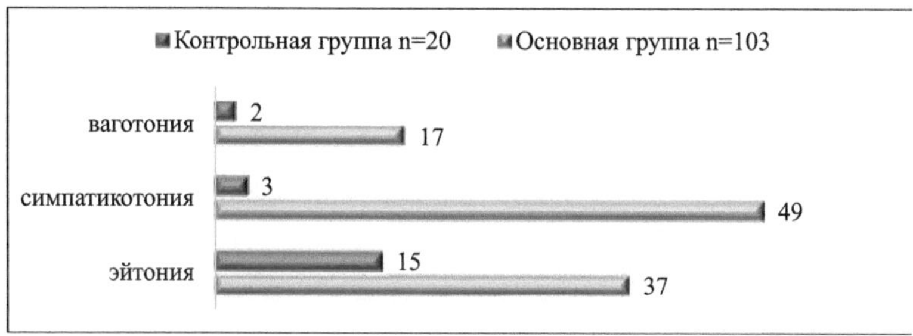

Fig.3.2.7. Índices comparativos do tónus vegetativo inicial nas crianças dos grupos estudados.

Ao avaliar a reatividade vegetativa das crianças do grupo principal através do teste telt, verificou-se que 35 (33,9%) crianças apresentavam reatividade vegetativa hipersimpaticotónica, 15 (14,5%) crianças apresentavam reatividade vegetativa assimpaticotónica e 50 (48,5%) crianças apresentavam reatividade vegetativa normotónica; a reatividade vegetativa normotónica foi encontrada em todas as crianças do grupo de controlo (Fig.3.2.8.).

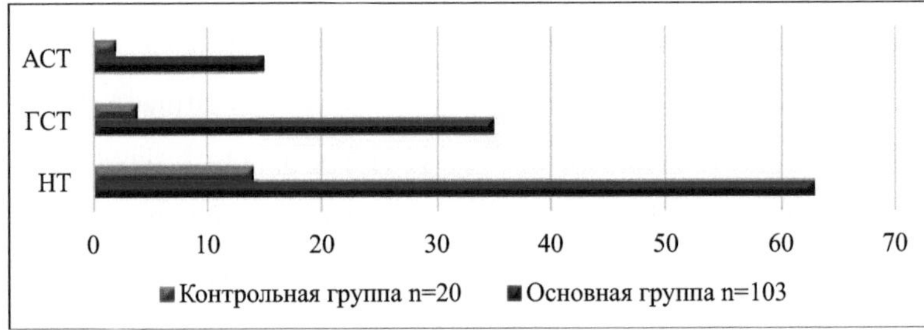

Fig.3.2.8. Índices comparativos de reatividade vegetativa em crianças dos grupos estudados.

§3.3 Achados neurossonográficos

Para detetar lesões estruturais do cérebro adequadas à idade, as crianças foram submetidas a um exame NSG de rastreio.

Em 58,9% das crianças com ARP, foram detectadas várias lesões cerebrais pela NSG. As alterações mais frequentemente detectadas nos dados da NSG foram: dilatação dos espaços liquóricos externos ou internos (36,8%), assimetria dos ventrículos laterais (18,4%), alargamento do fosso inter-hemisférico (17,4%), alterações subatróficas da substância cerebral (15,5%) e vasculopatia lenticulostritiva (1,9%).

Os dados de neuroimagem (neurossonografia) são apresentados no **quadro 3.3.1.**

Alterações morfológicas do cérebro	Grupo principal n (%)	Grupo de controlo n (%)
Norma	29,1	85
Ampliação dos espaços de licor exteriores ou interiores	36,8	5
Assimetria dos ventrículos laterais	18,4	
Expansão inter-hemisférica lacunas	17,4	10
Alterações subatróficas matéria cerebral	15,5	
Vasculopatia lenticulostritiva	1,9%	

Nas crianças com ARP, as caraterísticas das lesões cerebrais são alterações pós-hipóxicas sob a forma de perturbação das vias líquidas. Na maioria dos casos, as lesões hipóxico-isquémicas do SNC detectadas em crianças correspondem ao 2.º grau, com predomínio da síndrome de excitabilidade neuro-reflexa na clínica, e a gravidez e o parto desfavoráveis desempenham um papel importante no seu desenvolvimento.

§3.4 Achados electroencefalográficos em crianças com ARP

A análise do EEG baseia-se na interpretação fisiopatológica dos dados e na conclusão diagnóstica sobre a lesão de determinadas estruturas cerebrais e a natureza do processo patológico. Ao registar o EEG, foram tidas em conta as caraterísticas dos biopotenciais, nomeadamente a sua natureza, frequência, amplitude, localização, ritmo dominante, assimetria inter-hemisférica, frequência das diferenças zonais, grau de sincronização dos biorritmos ao longo de diferentes vias e processos patológicos paroxísticos. A frequência do ritmo α foi significativamente mais baixa na maioria das crianças com ARP. A atividade bioeléctrica na gama do ritmo α foi representada por explosões que duraram até vários segundos, enquanto os intervalos entre as explosões do ritmo α foram preenchidos por um EEG plano, com explosões generalizadas de atividade de ondas lentas observadas num contexto de atividade eléctrica normal, principalmente nas derivações centrais.

No EEG, o abrandamento hipersincrónico da atividade de fundo foi acompanhado de uma redução eléctrica difusa de fundo durante 15 s e de descargas rítmicas simétricas de alta amplitude nas regiões anteriores da cabeça durante cerca de 8 s.

Não foram detectados fenómenos EEG específicos. No entanto, a assimetria do ritmo α nem sempre é patológica. Assim, no nosso estudo, a assimetria foi registada em crianças com ARP em 32% (n=33).

Nas crianças do grupo de controlo, na maioria dos casos, os β-ritmos foram registados na área do giro central anterior, nas crianças com ARP a localização dos β-ritmos no giro central posterior e no giro frontal foi de 20,4% (n=21).

Foram detectadas explosões bilateral-síncronas generalizadas de ondas θ-, δ de alta amplitude, predominantemente expressas no parietal central em 12 (11,6%) crianças e no parieto-occipital em 21 (20,4%) crianças. Em termos da frequência dos ritmos θ e δ, obtivemos os seguintes resultados: nos grupos de controlo, estes índices foram 4,73±0,16 e 1,73±0,14, e nas crianças com ARP - 6,15±0,1 e 2,2±0,12, respetivamente.

No nosso estudo, avaliámos os índices EEG em função da gravidade dos paroxismos. Para determinar a relação entre a gravidade dos paroxismos e os índices de atividade bioeléctrica do cérebro.

Assim, 14,5% das crianças com formas ligeiras de ARP apresentavam a norma da idade, 13,7% das crianças apresentavam sinais de disfunção de estruturas cerebrais medianas inespecíficas e as restantes 5,8% das crianças apresentavam alterações difusas da atividade bioeléctrica cerebral sob a forma de desorganização do ritmo α. Os dados obtidos estão resumidos no *diagrama -3.4.1*

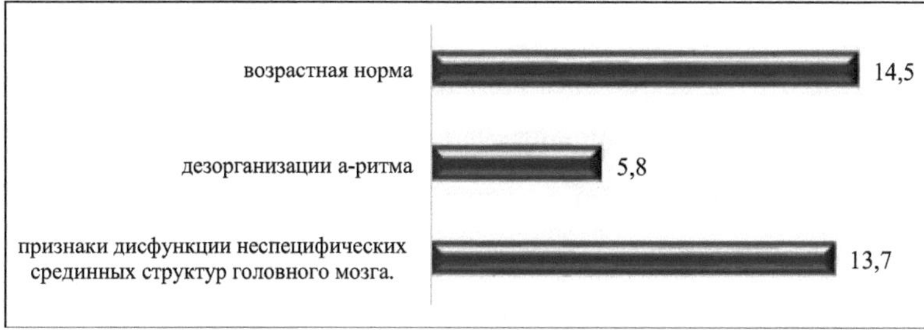

Fig.3.4.1 Índices comparativos da atividade bioeléctrica cerebral em formas ligeiras de ARP.

Em 34,5% das crianças com PPA grave, verificou-se um abrandamento generalizado de alta amplitude da atividade do EEG a 4-5 Hz (banda θ), seguido de um aumento da amplitude das ondas cerebrais com uma diminuição da frequência a 1,5-3 Hz (banda δ). O regresso à posição supina foi associado a uma diminuição da amplitude das ondas cerebrais e a um aumento da frequência para 4-5 Hz, seguido do restabelecimento dos padrões normais de EEG e de excitação (duração total média da síncope de 23,2 segundos) (Figura-3.4.2.).

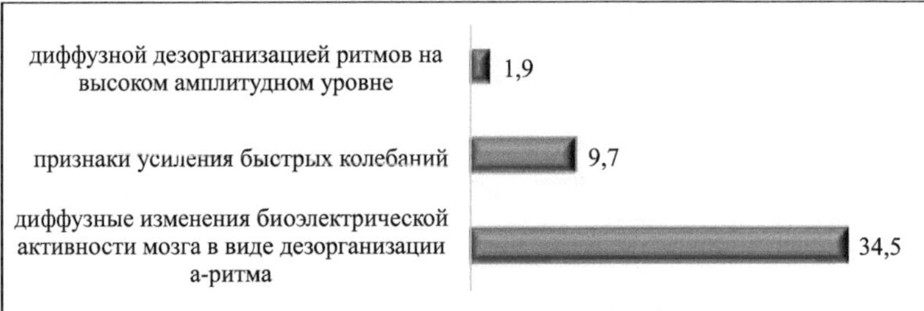

Fig.3.4.2 Índices comparativos da atividade bioeléctrica cerebral em formas graves de ARP.

Em 14,1% dos doentes com formas moderadamente graves de ARP, verificou-se um abrandamento generalizado do EEG de alta amplitude na banda θ, seguido de um aumento da amplitude das ondas cerebrais e de um abrandamento na banda δ. Seguiu-se uma diminuição súbita da amplitude das ondas cerebrais, resultando no desaparecimento da atividade cerebral (EEG "plano"). O regresso à posição supina não resolveu imediatamente as anomalias do EEG nem restabeleceu a consciência, tendo ambos ocorrido após um intervalo de tempo adicional (duração total média da síncope: 41,4 segundos) (Figura 3.4.3.).

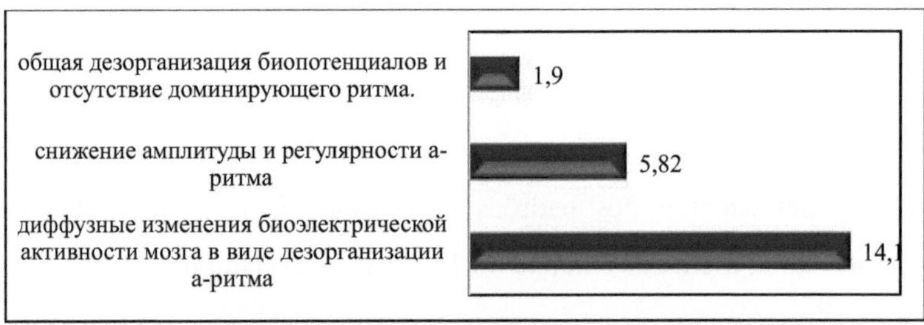

Fig.3.4.3 Índices comparativos da atividade bioeléctrica cerebral em formas moderadas de ARP.

O regresso à posição supina não resultou na eliminação imediata das anomalias do EEG, mas a normalização completa da atividade cerebral ocorreu após um intervalo de tempo adicional (duração média de 15,1 ± 6,0 segundos; variação de 7 a 22 segundos). A prevalência de espasmos tónico-clónicos durante a perda de consciência foi significativamente mais elevada em doentes com formas pálidas de PSA (20 de 22; 90,9%) em comparação com doentes com formas cianóticas de PSA (14 de 46; 30,4%, P<0,01). Em todos os casos, não foi possível detetar atividade de picos ou ondas de picos, lateralização ou anomalias focais em nenhuma criança.

No final do exame, o EEG revelou-se normal em todos os casos, não tendo sido registada qualquer anomalia epilética em nenhum doente, apesar da ocorrência de episódios sincopais.

Conclusões do Capítulo III:

Foi estabelecida uma elevada frequência de factores de risco perinatais para lesões do sistema nervoso na ARP.

Os resultados do estudo mostraram que, entre os doentes examinados, as patologias somáticas mais frequentes eram doenças do sistema respiratório e dos órgãos ORL, dos órgãos digestivos, bem como patologias do sistema cardiovascular.

O aparecimento de sintomas neurológicos em crianças com ARP está associado a lesões do sistema nervoso central no período perinatal. Foi observado um polimorfismo de sintomas e síndromes acompanhados de alterações nos reflexos tendinosos, no tónus muscular e nas lesões do hMN, dependendo da gravidade do período perinatal.

Ao estudar a atividade do sistema nervoso autónomo em crianças do grupo principal com ARP, foi encontrado um aumento do tónus simpático.

O estudo neurocomportamental mostrou que as crianças do grupo principal com ARP apresentavam atrasos no desenvolvimento sensorial e motor.

Nas crianças, a ARP no EEG foi predominante em todas as áreas do ritmo α, atividade β de baixa frequência em todos os grupos etários. Os principais distúrbios da atividade bioeléctrica na gama do ritmo alfa, flashes generalizados de atividade de ondas lentas, principalmente nas derivações centrais, contra o fundo de atividade eléctrica normal, permaneceram. No EEG, o abrandamento hipersincrónico da atividade de fundo foi acompanhado por uma redução eléctrica de fundo difusa durante 15 s e por descargas rítmicas simétricas de alta amplitude nas regiões anteriores da cabeça durante cerca de 8 s.

CAPÍTULO IV. VALORES DOS BIOMARCADORES BIOQUÍMICOS DO STRESS OXIDATIVO EM CRIANÇAS COM ARP

§4.1 Resultados bioquímicos

O sistema peroxidante-antioxidante do soro sanguíneo foi avaliado através do nível de dialdeído malónico (MDA), conjugados de dieno (DC), superóxido dismutase (SOD), glutationa peroxidase, glutationa redutase, catalase, citocromo C e atividade do óxido nítrico (NO) determinada por método espetrofotométrico (L.P. Andreeva et al, 1988; Dubinin B.B. et al., 1983)

Os resultados do estudo dos processos POL no plasma sanguíneo em crianças com ARP revelaram que os índices de MDA e DC no curso ligeiro dos ataques mostram 3,09±0,4, 1,77±0,21 para os níveis dos valores de controlo 2,97±0,11, 1,65±0,04 ($p<0,01$), em pacientes com curso clínico moderado e grave estes índices são significativamente mais elevados ($p<0,001$) do que em crianças de controlo (Tabela 4.4.1.).

Quadro 4.1.1.

Índices comparativos de POL plasmática em doentes com ARP

Grupos de crianças analisados	Indicadores POL analisados	
	MDA mmol/ml	DK
ARP ligeira n= 34	3.09±0.4*	1.77±0.21**
ARP moderadamente grave n= 30	3.14±0.05*	1.81±0.01*
ARP grave n=20	4.68±0.23***	1.95±0.08***
Saudável n=20	2.97±0.11*	1.65±0.04

*P<0,01; **P<0,03; ***P<0,001; - fiabilidade das diferenças com os parâmetros de controlo.

Como se pode ver no Quadro 4.4.1, a acumulação de produtos POL no plasma sanguíneo e nos eritrócitos aumentou com o aumento da gravidade dos ataques de ARP ou, pelo contrário, o aumento dos produtos POL no sangue agravou os ataques.

A degradação oxidativa dos fosfolípidos biológicos ocorre na maioria das membranas celulares, incluindo nas mitocôndrias, nos microssomas, nos peroxissomas e na membrana plasmática. A toxicidade dos produtos da peroxidação lipídica está geralmente associada à neurotoxicidade; o aumento deste processo exacerba as convulsões.

No metabolismo de cada célula, tem lugar uma reação de oxidação. A presença de oxigénio no ambiente interno é, por um lado, importante para o funcionamento das células; por outro lado, é uma ameaça que causa danos oxidativos devido à formação de radicais livres A superóxido dismutase é a única enzima antioxidante que remove o anião superóxido, convertendo este radical livre em oxigénio e peróxido de hidrogénio, impedindo assim a formação de peroxinitrito e outros danos.

O estudo dos parâmetros de defesa antioxidante revelou a sua diminuição. O conteúdo dos parâmetros AOS no plasma sanguíneo das crianças do grupo principal diminuiu com o aumento da gravidade dos ataques de ARP ($p<0,01$).

Os nossos resultados sugerem que a diminuição da atividade e dos níveis de SOD em crianças com paroxismos afetivo-respiratórios as torna mais susceptíveis a danos oxidativos causados por espécies reactivas de oxigénio (ROS) (Quadro 4.1.2).

Quadro 4.1.2.

Índices comparativos de AOS em doentes com ARP

Grupos de crianças analisados	Indicadores AOS analisados				
	Catalase µ Cat/mg de proteína	**Superóxido dismutase unidades/ mg de proteína**	**Glutatião redutase mM/min gr proteína**	**Glutatião peroxidase mM/min gr proteína**	**Glutatião transferase mM/min gr proteína**
ARP ligeira n= 34	39.11±0.09	10.03±0.1	1.63±0.5	1.90±0.2	3.33±0.1 **
ARP moderadamente grave n= 30	38.98±1.01	9.9±0.4	1.59±1.03	1.88±0.6	2.78±0.8 *
ARP grave n=20	36.48±1.72 *	9.53±0.42* **	1.35±0.04	1.84±0.02	2.33±0.11
Saudável n=20	43.42±2.77	12.32±0.27	1.78±0.02	2.06±0.05	3,75±0.18

*P<0,05; **P<0,01; ***P<0,001- fiabilidade das diferenças em relação aos valores de controlo.

Os dados acima referidos mostram que os doentes com ARP apresentavam uma diminuição do teor de enzimas AOS no sangue e um aumento da quantidade de produtos POL, o que indica danos na membrana celular.

Estes factos podem dever-se ao facto de os produtos do stress oxidativo poderem causar danos nas células cerebrais, o que pode levar ao desenvolvimento de paroxismos.

O citocromo C-oxidase, membro das hemo-Cu oxidases, é a enzima final da cadeia de transporte de electrões mitocondrial, essencial para a transferência de electrões para o aceitador terminal de electrões, o oxigénio. Para além do seu papel no transporte de electrões em conjunto com a formação do gradiente de protões, pensa-se que tem uma função importante na regulação de todo o sistema. O citocromo C-oxidase é um marcador metabólico endógeno útil para os neurónios, uma vez que o sistema nervoso é altamente dependente do metabolismo aeróbico para o fornecimento de energia, desempenhando um papel essencial no metabolismo energético aeróbico mitocondrial. Durante o estudo, observou-se que o nível sérico de citocromo C-oxidase se revelou significativo em termos de diagnóstico na previsão do paroxismo afetivo-respiratório. A quantidade de citocromo C-oxidase estava significativamente reduzida na PAA grave em comparação com a sua forma ligeira (p<0,01) (Tabela 4.1.3.). Com base nisto, podemos prever que a diminuição dos níveis de citocromo C-oxidase exacerba as convulsões e pode também levar a crises epilépticas.

Quadro 4.1.3.

Índices comparativos da atividade da enzima citocromo C-oxidase no sangue de crianças saudáveis e de doentes com ARP num aspeto comparativo (µmol/mg de proteína)

№	Grupos de crianças analisados	n	µmol/mg de proteína
1	ARP ligeiro	34	1.65±0.2
2	ARP moderadamente grave	30	1.45±0.12
3	ARP grave	20	1.33±0.04**
4	Saudável	20	1.78±0.02

**P<0,01- fiabilidade das diferenças em relação aos parâmetros de controlo.

Estudámos o conteúdo dos metabolitos do óxido nítrico no plasma sanguíneo para identificar factores de risco para o desenvolvimento de ARP. Foi observado um aumento significativo do teor de metabolitos de NO nas crianças dos grupos principais (p=0,025), o que também indicou a presença de hipoxia cerebral acentuada. Dadas as suas caraterísticas únicas de vasodilatação (melhorando o fluxo sanguíneo e o fornecimento de oxigénio) e de modulação do metabolismo energético, o óxido nítrico (NO) é a principal molécula sinalizadora e efectora que medeia a resposta do organismo à hipoxia. Identificámos um papel fundamental do NO na adaptação do organismo a um desajuste agudo da procura de energia (quadro 4.1.4.).

Quadro 4.1.4.

Metabolitos do óxido nítrico *NOx* no plasma de crianças e doentes saudáveis (µmol/l)

№	Grupos de crianças analisados	n	Teor de *NOx*, µmol/L	min	máximo	mediana
1	ARP ligeiro	34	42.5 ± 1.02	19.01	65.71	30.2
2	ARP moderada a grave	30	54.63 ± 0.80	21.15	75.7	42.54
3	ARP grave	20	68.06 ± 8.16*	25.32	190.39	57.64
4	Saudável	20	34.95 ± 2.30	18.08	66.87	31.19

*P<0,05 - fiabilidade das diferenças em relação aos índices de controlo.

A deficiência de micronutrientes provoca, em certa medida, o desenvolvimento de ARP. Para este efeito, foi efectuada uma análise geral ao sangue dos doentes para detetar a anemia por deficiência de ferro. A hemoglobina eritrocitária total foi em média 80,5±4,2 nas crianças do grupo principal e no grupo de controlo este índice foi 108,6±3,52, a contagem média de eritrócitos foi 3,02±0,1 e 3,85±0,09, o índice de cor médio foi 0,78±0,01 e 0,98±0,04. Os índices indicados são estatisticamente fiáveis (p<0,01).

Como resultado da análise do sangue, foi detectada anemia por deficiência de ferro de grau II em 18 crianças com PFA grave, em 12 crianças com PFA moderadamente grave e em 5 crianças com PFA ligeira. A anemia por deficiência de ferro de grau I foi detectada em 68 crianças (Fig.4.1.1.).

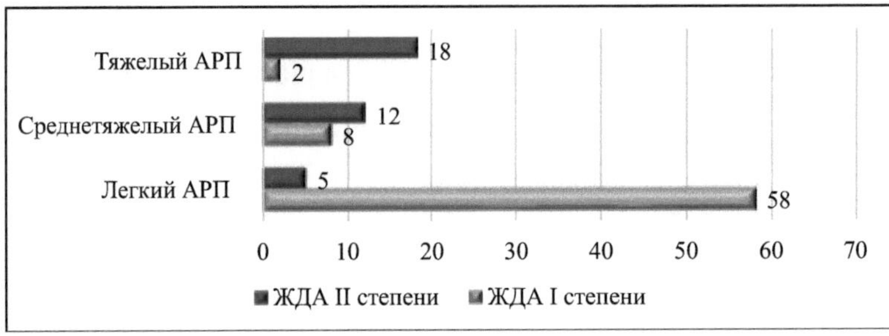

Figura 4.1.1 Distribuição das crianças de acordo com os parâmetros hematológicos

Os resultados do estudo bioquímico mostraram que o equilíbrio oxidante-antioxidante em crianças com ARP era perturbado a favor dos oxidantes, dependendo da forma e da frequência dos ataques por dia. Quanto mais graves eram as crises, mais baixo era o nível de AOS no sangue. Além disso, verificou-se que a presença de WDD estava associada a um aumento do stress oxidativo em crianças com ARP, especialmente ao nível dos eritrócitos; entre os parâmetros oxidantes MDA e DC eritrocitários, SOD eritrocitária e parâmetros antioxidantes, são os biomarcadores que mostram a maior probabilidade de ter um ataque de ARP e uma maior frequência de ataques de apneia. Verificámos que as crianças com ARP tinham níveis de dialdeído malónico significativamente mais elevados ($p<0{,}001$) e níveis séricos de peróxido de glutatião ($p<0{,}001$) e superóxido dismutase ($p<0{,}001$) mais baixos do que as crianças do grupo de controlo. Os dados sugerem que a desregulação dos sistemas oxidativo e antioxidante pode desempenhar um papel na fisiopatologia da ARP.

Os nossos estudos demonstraram que as alterações dos parâmetros AOS e POL no sangue de crianças pequenas com ARP constituem a base fisiopatológica para o desenvolvimento de paroxismos não epilépticos, podem ser um critério de diagnóstico adicional e têm valor prognóstico para crises epilépticas.

Conclusões do Capítulo IV:

Os resultados do estudo bioquímico mostraram que o equilíbrio oxidante-antioxidante nas crianças com ARP é perturbado a favor dos oxidantes, dependendo da forma e da frequência dos ataques por dia.

Na hipoxia cerebral, iniciam-se processos metabólicos activos que conduzem a um aumento da oxidação dos radicais livres. Os radicais livres penetram nas células e tentam arrancar um eletrão a outra molécula indefesa. Quando as moléculas dos tecidos do organismo são obrigadas a ceder os seus electrões aos radicais livres, as células são danificadas. Como resultado desta ação, os radicais livres podem dar início a uma reação em cadeia: se um novo reagente for também libertado como radical livre, pode provocar uma reação semelhante. As células danificadas desta forma morrem ou alteram-se de forma perigosa.

Assim, estas reacções em cadeia podem resultar em danos no ADN e ARN da célula, na membrana celular e em muitas outras moléculas importantes do ambiente celular. Isto, por sua vez, pode contribuir para o desenvolvimento de doenças.

Como já foi referido, os radicais activos podem causar danos oxidativos nos lípidos do organismo. Estes danos afectam principalmente as membranas lipídicas, especialmente os ácidos gordos insaturados nelas contidos. A reação em cadeia resultante resulta na acumulação de peróxidos lipídicos na membrana celular. Em última análise, isto leva à perda de integridade estrutural e, consequentemente, à perturbação das funções celulares normais.

Mas não só os lípidos das membranas celulares, como também as lipoproteínas do plasma podem sofrer danos oxidativos. Os dados sugerem que a desregulação dos sistemas oxidativo e antioxidante pode desempenhar um papel na fisiopatologia da PAA.

CAPÍTULO V. PARTICULARIDADES DAS TÁCTICAS DE TRATAMENTO DE CRIANÇAS COM ARP

A fase seguinte consistiu em determinar a eficácia da terapêutica. No nosso estudo, para além da terapia antioxidante básica, foram utilizadas preparações de ferro e melatonina, que tem efeitos membranares e citoprotectores e antioxidantes. A melatonina pode servir como um potencial terapêutico eliminador de radicais livres e antioxidante de largo espetro (ativação de vias antioxidantes). Pensa-se que os seus efeitos antioxidantes são muito mais fortes do que os das vitaminas E e C e do glutatião. A molécula pode capturar até 10 AFC (espécies reactivas de oxigénio) em comparação com os antioxidantes clássicos, que neutralizam um ou menos AFC. O efeito protetor da melatonina consiste em aumentar a atividade das enzimas antioxidantes, nomeadamente a superóxido dismutase (SOD), a catalase (K) e a glutatião peroxidase (GPO), aumentando a expressão destas enzimas [75;1-9-c]. Além disso, a melatonina está localizada na superfície das membranas celulares perto das cabeças polares dos fosfolípidos, protegendo assim as membranas celulares da oxidação. Ao alterar a fluidez das membranas, elimina os radicais antes que estes danifiquem os lípidos e as proteínas da membrana celular. A melatonina não tem propriedades pró-oxidantes. Os problemas de sono nas crianças com paroxismos afetivo-respiratórios podem estar relacionados com uma secreção circadiana anormal de melatonina, uma produção insuficiente de melatonina ou uma insensibilidade dos receptores de melatonina. As perturbações do sono são os problemas mais frequentes na população pediátrica. A privação do sono a nível celular aumenta o stress oxidativo no hipocampo e leva à perda de ligações sinápticas dos neurónios, o que pode afetar as perturbações neurocognitivas, especialmente a atenção, os aspectos comportamentais e emocionais do desenvolvimento.

As crianças com paroxismos afetivo-respiratórios receberam melatonina (Melglis) em doses adequadas à idade. A lista dos indicadores de eficácia do tratamento é apresentada no quadro 5.1. O registo dos indicadores de eficácia dos dados do estudo foi efectuado imediatamente após o tratamento. A eficácia do tratamento foi avaliada um mês após o início da terapêutica.

Tabela 5.1.

Lista de indicadores da eficácia do tratamento de crianças com paroxismos

0 ponto	Falta de eficiência	Não foi observada qualquer redução na frequência e duração dos ataques de IRA após o tratamento.
1 ponto	Baixa eficiência	Ligeira redução da frequência e da duração dos ataques de BPH após o tratamento.
2 pontos	Eficiência média	Redução significativa da frequência e da duração dos ataques de BPH após o tratamento.
3 pontos	Alta eficiência	Uma redução drástica da frequência e da duração dos ataques de BPH após o tratamento.

O exame do estado das crianças com ARP após o tratamento patogénico, utilizando pontuações quantitativas, ajudará a determinar a eficácia do tratamento (Tabela 5.2).

Tabela 5.2.

Avaliação comparativa da eficácia dos métodos de tratamento

	Esquema A (n=60)	Regime B (34)
Falta de eficiência	3	3
Baixa eficiência	17	12
Eficiência média	27	16

Alta eficiência	13	3
Pontuação total	2,9±0,08*	2,1±0,11

*p<0,05 - fiabilidade entre os grupos comparados

Como se pode ver nesta tabela, a eficácia média e alta da melatonina (Melglis) foi observada em 40 (66,7%) crianças, a eficácia baixa em 17 (28,3%) crianças e a eficácia insuficiente foi observada em 3 (5%) crianças.

O efeito da melatonina no estado de AOS e POL em crianças com ARP foi determinado da seguinte forma (Tab.5.3).

Tabela 5.3.

Comparação dos marcadores eritrocitários em crianças com ARP antes e depois do tratamento.

Indicadores AOS analisados	Estatísticas indicação estratégica organismos	Controlo grupo	ARP antes do tratamento	ARP após o tratamento Esquema A	ARP após o tratamento Esquema B
superóxido dismutase unidades/mg de proteína	M±m	11.32±0.16	9.53±0.42	10.98±0.21*	9.68±0.78
glutatião peroxidase mM/min gr proteína	M±m	2.02±0.15	1.84±0.02	2.13±0.09*	1.89±0.12
catalase µCat/mg de proteína	M±m	42.08±1.5	36.48±1.72	41.32±0.01*	38.10±1.8
glutatião redutase mM/min gr proteína	M±m	1.68±0.12	1.35±0.04	1.56±1.6*	1.51±0.08
Óxido nítrico µmol/L	M±m	31.02 ±0.12	68.06 ± 8.16	42.02 ± 0.07*	56.15 ± 4.12
glutatião transferase mM/min gr proteína	M±m	3,65±0.02	2.33±0.11	3,80±0.21*	2.07±0.91*

citocromo c-oxidase µmol/mg de proteína	M±m	1.63±0.04	1.33±0.04	1.58±0.09 *	1.38±0.11

*p<0,05 - fiabilidade em relação ao período anterior ao tratamento

Em crianças com ARP, quando tratadas com melatonina, em comparação com o período anterior ao tratamento, os parâmetros AOS aumentaram com o regime de tratamento A (P < 0,05) e o óxido nítrico diminuiu para níveis normais. Em geral, os pacientes que receberam terapia patogénica apresentaram um aumento dos parâmetros AOS em comparação com os pacientes que receberam tratamento convencional. As crianças que receberam tratamento convencional tiveram um aumento menos significativo na concentração de marcadores.

Verificámos que a melatonina pode servir como um antioxidante de largo espetro (ativação de vias antioxidantes). A adição adicional de uma preparação contendo melatonina ao tratamento complexo resultou num aumento da atividade das enzimas antioxidantes no sangue, tais como a superóxido dismutase total, a glutationa peroxidase, a glutationa redutase e a catalase. Este processo é acompanhado por uma diminuição da oxidação na cadeia respiratória, levando eventualmente a uma diminuição dos níveis totais de malonaldeído e DA. No estudo dos parâmetros POL plasmáticos, verificou-se que os níveis de DC e MDA estavam elevados em todas as formas de ARP antes do tratamento. Nas crianças com ARP após o tratamento com melatonina, em comparação com o período anterior ao tratamento, os parâmetros POL diminuíram significativamente (P<0,01; P<0,05) (Tab.5.4.).

Tabela 5.4.

Parâmetros POL plasmáticos em crianças com ARP antes e depois do tratamento.

Grupos de crianças analisados	Parâmetros analisados de POL (mmol/ml)

	MDA	DK
Grupo de controlo	2.68±0.20	1.48±0.11
ARP antes do tratamento	3.68±0.23	1.85±0.08
ARP após o tratamento Esquema A	2.55±0.05*	1.56±1.2*
ARP após o tratamento Esquema B	3.25±0.18	1.74±0.27

*p<0,01 - fiabilidade em relação ao período anterior ao tratamento

Assim, o efeito protetor da melatonina consiste em aumentar a atividade das enzimas antioxidantes, incluindo a superóxido dismutase, a catalase, a glutationa peroxidase, a glutationa redutase e a citocromo C-oxidase, aumentando a expressão das referidas enzimas.

Assim, as propriedades antioxidantes da melatonina baseiam-se na estimulação das principais enzimas antioxidantes, na inibição da NO sintase, na redução dos produtos de peroxidação e na redução da formação de radicais livres. Pode dizer-se que este mecanismo de ação da melatonina está relacionado com os seus efeitos neuroprotectores.

Os efeitos antioxidantes da melatonina estão relacionados com os seus efeitos biorritmológicos e normalizadores do sono e dos níveis de péptidos endógenos.

CONCLUSÃO

Os paroxismos afetivo-respiratórios são um tipo comum de crise não epilética, que ocorre principalmente em bebés e crianças pequenas. Têm o código R06 da CID-10, que se refere a sintomas sem um diagnóstico específico.

Isto provoca uma isquémia cerebral súbita, induzindo uma convulsão anóxica. Os episódios são geralmente breves e duram de 15 segundos a um minuto. A ARP ocorre geralmente entre os 6 meses e os 3 anos de idade. A prevalência está estimada em 1 em 1000 e é mais comum em rapazes. Outros termos, tais como "respiração suspensa branca" e "síncope infantil pálida", são também utilizados para descrever a PPA, enquanto a expressão "episódios graves de respiração suspensa" é a preferida na literatura norte-americana

Atualmente, as principais causas de ARP em crianças com idades compreendidas entre os seis meses e os quatro ou cinco anos são atribuídas ao facto de, na primeira infância, muitas estruturas do sistema nervoso central (SNC) estarem funcionalmente subdesenvolvidas e não estarem totalmente adaptadas ao sistema nervoso autónomo (SNA).

Este facto deve-se principalmente à mielinização persistente das fibras nervosas após o nascimento. Assim, nas crianças, a medula espinal e as suas raízes só estão completamente cobertas pela bainha de mielina aos três anos de idade, o nervo vago (nervo vago) aos quatro anos e os axónios das vias piramidais da medula oblonga aos cinco anos. No entanto, o tónus do nervo vago estabiliza muito mais tarde, o que provavelmente explica o facto de os espasmos afectivos serem muito frequentes nos recém-nascidos.

Na primeira infância, a secção simpática e parassimpática do SNA, que fornece a respiração e todos os outros reflexos incondicionais, continua a melhorar. Ao mesmo tempo, o número de sinapses de transmissão de impulsos nervosos aumenta rapidamente, e a excitação dos neurónios ainda é suficientemente contrariada pela sua inibição, porque a criança no subcórtex do cérebro tem uma síntese insuficiente de ácido gama-aminobutírico (GABA) - um neurotransmissor inibitório. Na primeira infância, os factores predisponentes contribuem para uma elevada excitabilidade nervosa e para o hipertonus da secção simpática do sistema nervoso autónomo, que é especialmente ativa em situações de stress. A reatividade excessiva de algumas estruturas do sistema límbico, em particular, o controlo do SNA do hipotálamo e do hipocampo do cérebro, que regula as emoções, também desempenha o seu papel.

Note-se que, ao contrário dos estrangeiros, muitos pediatras nacionais equiparam os espasmos afectivos das crianças a ataques histéricos, ou seja, a uma manifestação de neurose histérica.

Os principais factores de risco ou desencadeantes da PPA nas crianças são: medo súbito, dor aguda, que ocorre subitamente, por exemplo, ao cair, bem como a expressão violenta de emoções negativas, stress ou choque nervoso-estresse.

Os psicólogos reconheceram a importância das reacções dos pais perante as emoções fortes, a irritabilidade ou a frustração dos filhos. Vale a pena lembrar que a tendência para estes ataques, bem como para muitos outros ataques de desmaio, pode ser transmitida geneticamente - juntamente com o tipo de sistema nervoso autónomo (hipersimpaticotónico ou vagotónico).

Além disso, entre os possíveis factores que podem provocar a retenção da respiração quando um bebé chora, inclui-se a anemia por deficiência de ferro nas crianças.

Assim, o diagnóstico precoce dos paroxismos afetivo-respiratórios e a terapia adequada levam ao controlo das crises, o que evita o desenvolvimento de crises epilépticas, estados sincopais e perturbações neuropsiquiátricas nas crianças.

Objetivo do estudo. Identificação das caraterísticas clínicas, neurofisiológicas e patogenéticas da ARP com o desenvolvimento de propostas e recomendações para a otimização do diagnóstico e da terapêutica.

O estudo baseia-se nos dados do inquérito de 103 crianças com ARP tratadas no departamento de internamento da clínica TashPMI para o período de 2019 a 2021.

A idade média das crianças com ARP foi de 13,3 ± 7,2 meses (rapazes 69 (66,9%), raparigas 34 (33,0%), enquanto no grupo de controlo foi de 20,9 ± 6,4 meses (12 (60%): 8 (40%) (rácio de sexos 1,5:1), respetivamente.

O estudo incluiu a análise de dados anamnésicos e clínicos, exame neurológico com a inclusão de testes de neuropsicodiagnóstico (Pantyukhina G.V., Pechora K.L., Frucht E.L. (2007)), estudos neurofisiológicos (EEG), estudos de neuroimagem (neurossonografia do cérebro). Foi determinado o teor de marcadores bioquímicos (dialdeído malónico (MDA) e conjugados de dieno (DC), superóxido dismutase (SOD), glutatião peroxidase, glutatião redutase, catalase, citocromo C-oxidase e óxido nítrico (NO)) no soro sanguíneo.

Ao analisar os dados da anamnese obstétrica e ginecológica, a gravidez nas mulheres em 85,4% dos casos foi acompanhada de patologia genital e extragenital. As patologias mais frequentes foram a anemia por deficiência de ferro durante a gravidez (85,4%), toxicose durante a gravidez (56,3%), risco de interrupção da gravidez (25,2%), evolução patológica da gravidez (44,6%), aborto espontâneo na história (34,9%), doenças infecciosas e inflamatórias da mãe durante a gravidez (28,1%), doença cardiovascular da mãe (7,8%) e exacerbação de infeção crónica da nasofaringe (14,5%). O estudo percentual dos antecedentes obstétricos e ginecológicos no estudo mostra que a gravidez e o parto perfeitos foram muito raros.

Ao analisar o estado de nascimento das crianças estudadas através dos registos médicos individuais, foram identificados os seguintes casos clínicos: 44 (42,7%) bebés nasceram em estado satisfatório, 51 (49,5%) bebés nasceram em estado moderado e 5 (4,9%) bebés nasceram em estado grave. Ao analisar a idade gestacional das crianças, verificou-se o seguinte: 73 (71%) recém-nascidos eram prematuros, 27 (26,2) prematuros e 3 (2,9%) pré-termo.

O papel dos indicadores avaliados pela escala de Apgar nos primeiros 5 minutos foi analisado no desenvolvimento da ARP. Neste caso, em 49 crianças do grupo principal, a escala de Apgar era de 7-8 pontos, em 47 crianças de 5-6 pontos (asfixia ligeira) e em 4 crianças de 3-4 pontos (nível médio de asfixia), o que reflectia o grau de hipóxia cerebral dos bebés nos primeiros minutos.

Quando se estuda o período neonatal (o estado da criança durante o período de recém-nascido), 85% das crianças tinham lesões perinatais do SNC de génese hipóxica (sob a forma de síndrome de excitabilidade cerebral, síndrome de depressão cerebral, síndroma de distonia motora, síndroma de perturbações vegeto-viscerais e síndroma de distensão liquórico-vascular), 25% tinham distrofia (hipotrofia) intra-uterina, 28% tinham infeção perinatal (intra-uterina) e 8% tinham iterícia antes de 1 mês de idade.

Como resultado da nossa investigação, a patologia somática concomitante foi registada em 90,2% das crianças com ARP. A patologia do sistema respiratório, a patologia do sistema cardiovascular e do trato gastrointestinal foram as mais frequentemente observadas.

As doenças dos órgãos respiratórios e ORL foram detectadas em 48,5% dos doentes, entre as quais as mais frequentemente registadas foram a broncopneumonia extra-hospitalar (37,6% dos doentes) e a rinossinusite aguda (11,9% dos doentes).

De entre as doenças dos órgãos do trato gastrointestinal, a gastroduodenite aguda e crónica (35,6%), a discinesia biliar (15,4%) e a disbacteriose (56,7%) foram as mais frequentemente detectadas nos doentes com PSA.

A análise dos resultados do estudo demonstrou que, em 23,8% dos doentes com patologia confirmada do sistema cardiovascular, a disfunção do nódulo sinusal foi a mais frequente - taquicardia sinusal e bradiarritmias em 11,5% dos doentes, o bloqueio atrioventricular (AV) transitório de primeiro grau e o bloqueio (AV) de segundo grau foram detectados com igual frequência em 12,4% dos casos em crianças dos grupos principais.

A combinação de várias patologias foi mais frequente no grupo principal de crianças e representou 66,8%, enquanto no grupo de controlo a patologia combinada foi significativamente menos frequente e representou 5% ($p < 0,05$).

Ao estudarmos a história familiar, obtivemos informação tendo em conta a condição hereditária da ARP, onde verificámos que 23% das crianças do grupo principal tinham uma hereditariedade paterna agravada. 77% da anamnese hereditária não era agravada.

Ao examinar os dados da anamnese, a frequência de paroxismos afetivo-respiratórios em 52,4% das crianças começou com a idade de 3-12 meses, em 29,1% das crianças com a idade de 13-24 meses, e em 18,4% das crianças notou-se que as convulsões ocorreram com a idade de 25-36 meses.

No trabalho de investigação, dividimos as crianças do grupo principal nas seguintes formas, consoante a natureza do paroxismo. Como se pode ver na tabela, a forma cianótica da PSA foi mais diagnosticada em 45,6% das crianças, a forma pálida - em 21,3% das crianças e a forma mista - em 33,0% das crianças.

Dependendo da gravidade do curso dos ataques de ARP, os doentes foram divididos em 3 subgrupos (ligeiro-33%, moderado-29,1%, grave-19,4%).

Ao estudar as caraterísticas clínicas e neurológicas dos doentes com PAA, foram identificados síndromes caraterísticos de lesões do sistema nervoso central no período perinatal. O síndroma de aumento da excitabilidade neuro-reflexa na forma cianótica da PSA foi encontrado em 12 (11,6%) crianças e na forma mista da PSA foi detectado com igual frequência o síndroma cerebrasténico.

O exame clínico e neurológico das crianças do grupo principal revelou os seguintes sintomas neurológicos em 3 (2,9%) crianças estrabismo, em 4 (3,9%) crianças distúrbios de convergência, em 7 (6,8%) crianças alisamento das pregas nasolabiais, em 3 (2,9%) crianças desvio ligeiro da língua, em 27 (26,2%) crianças hipotonia muscular, em 23 (22,3%) crianças distonia muscular, 16 (15,5%) crianças apresentavam hipertonia muscular, 36 (34,5%) crianças apresentavam aumento dos reflexos tendinosos profundos, 14 (13,6%)

crianças apresentavam supressão dos reflexos tendinosos profundos e 9 (8,7%) crianças apresentavam instabilidade na pose de Romberg.

As perturbações do desenvolvimento psicomotor manifestavam-se por um atraso das funções corticais. O atraso das funções corticais foi marcado pela falta de interesse da criança pelos brinquedos e pelos outros, pobreza de emoções, atrasos na fala e na motricidade fina. Ao testar a função da fala ativa em (33,9%) crianças, (compreensão da fala dirigida) em (15,5%) crianças do grupo principal, verificou-se um atraso de 1 termo de epicrise. No estudo do desenvolvimento sensorial (resposta de orientação visual e auditiva), em (11,6%) crianças do grupo principal registou-se um atraso de 1 termo de epicrise. As crianças com ARP que obtiveram uma pontuação significativamente baixa no indicador "esfera emocional" demoraram muito tempo a sair de qualquer estado emocional negativo, mesmo quando eram confortadas pelas suas mães. Este facto obrigava, naturalmente, os pais a tomar medidas drásticas para as agradar. Os grupos de crianças de controlo conseguiam distrair-se facilmente do seu mau humor e respondiam melhor aos apelos da mãe durante as brincadeiras, em comparação com as crianças ARP ($p>0,05$). Assim, colocamos a hipótese de que as crianças com ARP têm uma "tendência para permanecer" nos seus estados emocionais máximos. O nosso estudo mostrou claramente que os portadores de doenças respiratórias diferem das outras crianças pelo facto de serem mais sensíveis, reagirem de forma aguda e intensa a qualquer ambiente negativo. No diagnóstico, a aquisição de competências sociais: desenvolvimento da capacidade de brincar (25,2%), atividade construtiva (11,6%) e atividade pictórica (26,2%) das crianças foi formada com um atraso de 1 termo de epicrise em relação às crianças do grupo de comparação ($p>0,05$).

Avaliámos o tónus vegetativo inicial em crianças utilizando a tabela de A.M. Vein. A alteração de qualquer tipo de tónus autonómico pode condicionar o desenvolvimento de sinais clínicos de PSA. Na avaliação do tónus vegetativo inicial, foi registada eutonia em 27 crianças, simpaticotonia em 45 crianças e vagotonia em 15 crianças.

Na avaliação da reatividade vegetativa das crianças do grupo principal com a ajuda do teste telt, verificou-se que: em 35 (33,9%) crianças, a reatividade vegetativa era hipersimpaticotónica, em 15 (14,5%) crianças, a reatividade vegetativa era assimpaticotónica e em 50 (48,5%) crianças, a reatividade vegetativa era normotónica; a reatividade vegetativa normotónica foi verificada em todas as crianças do grupo de controlo.

Em 58,9% das crianças com ARP, foram detectadas várias lesões cerebrais pela NSG. As alterações mais frequentemente detectadas nos dados da NSG foram: dilatação dos espaços liquóricos externos ou internos (36,8%), assimetria dos ventrículos laterais (18,4%), alargamento do fosso inter-hemisférico (17,4%), alterações subatróficas da substância cerebral (15,5%) e vasculopatia lenticulostritiva (1,9%).

As crianças com ARP tinham frequências de ritmo α significativamente mais baixas em todos os grupos etários. Mantiveram-se as principais perturbações da atividade bioeléctrica na gama de α-ritmo 4,5-7,13 Hz, explosões generalizadas de atividade de ondas lentas, principalmente nas derivações centrais, num contexto de atividade eléctrica normal. Assim, no nosso estudo, a assimetria foi registada em 32% (n=33) das crianças com ARP. Foram detectadas explosões bilateral-síncronas generalizadas de ondas θ-, δ de alta amplitude, predominantemente expressas no parietal central em 12

(11,6%) crianças e no parieto-occipital em 21 (20,4%) crianças. De acordo com a frequência dos ritmos θ e δ, obtivemos os seguintes resultados: em crianças saudáveis, estes índices são 4,73±0,16 e 1,73±0,14, respetivamente, e em crianças com ARP - 6,15±0,1 e 2,2±0,12, respetivamente.

No nosso estudo, avaliámos os índices EEG em função da gravidade dos paroxismos. Para determinar a relação entre a gravidade dos paroxismos e os índices de atividade bioeléctrica do cérebro. Assim, 14,5% das crianças com formas ligeiras de PEA apresentavam-se normais para a idade, 13,7% das crianças apresentavam sinais de disfunção de estruturas cerebrais mediais inespecíficas e as restantes 5,8% das crianças apresentavam alterações difusas da atividade bioeléctrica cerebral sob a forma de desorganização do ritmo α.

Em 34,5% das crianças com ARP grave, verificou-se um abrandamento generalizado de alta amplitude da atividade EEG a 4-5 Hz (banda θ), seguido de um aumento da amplitude das ondas cerebrais com uma diminuição da frequência a 1,5-3 Hz (banda δ).

Em 14,1% dos doentes com formas moderadamente graves de ARP, verificou-se um abrandamento generalizado do EEG de alta amplitude na banda θ, seguido de um aumento da amplitude das ondas cerebrais e de um abrandamento na banda δ. Seguiu-se uma diminuição súbita da amplitude das ondas cerebrais, resultando no desaparecimento da atividade cerebral (EEG "plano"). O retorno à posição supina não resolveu imediatamente as anormalidades do EEG nem restaurou a consciência, o que ocorreu após um intervalo de tempo adicional (duração total média da síncope: 41,4 segundos).

O regresso à posição supina não resultou na eliminação imediata das anomalias do EEG, mas a normalização completa da atividade cerebral ocorreu após um intervalo de tempo adicional (duração média de 15,1 ± 6,0 segundos; variação de 7 a 22 segundos). A prevalência de espasmos tónico-clónicos durante a perda de consciência foi significativamente mais elevada em doentes com formas pálidas de PSA (20 de 22; 90,9%) em comparação com doentes com formas cianóticas de PSA (14 de 46; 30,4%, $P<0,01$). Em todos os casos, não foi possível detetar atividade de picos ou ondas de picos, lateralização ou anomalias focais em nenhuma criança.

No final do exame, o EEG revelou-se normal em todos os casos, não tendo sido registada qualquer anomalia epilética em nenhum doente, apesar da ocorrência de episódios sincopais.

Os resultados do estudo dos processos de peroxidação lipídica no plasma sanguíneo das crianças com ARP mostraram que os níveis de MDA e DC no curso ligeiro apresentam valores iguais aos do controlo ($p<0,01$), nos doentes com curso clínico moderado e grave estes índices são significativamente mais elevados ($p<0,001$) do que nas crianças do controlo. Analisando os dados, verifica-se que na ARP a concentração de MDA e DC é um marcador da peroxidação lipídica. Os produtos da peroxidação lipídica levam a danos na parede vascular, o que pode causar distúrbios na microcirculação dos tecidos.

No metabolismo de cada célula, tem lugar uma reação de oxidação. A presença de oxigénio no ambiente interno é, por um lado, importante para o funcionamento das células; por outro lado, é uma ameaça que causa danos oxidativos devido à formação de radicais livres. A atividade da SOD diminuiu no sangue das crianças examinadas, enquanto os níveis de proteína SOD permaneceram estáveis em comparação com os grupos saudáveis. Além disso, a diminuição da atividade da SOD foi mais pronunciada na ARP grave do que na ARP ligeira.

O estudo dos parâmetros de defesa antioxidante revelou a sua diminuição. O conteúdo dos parâmetros AOS no plasma sanguíneo das crianças do grupo principal diminuiu à medida que a gravidade dos ataques de ARP aumentava ($p<0,01$). Estes dados mostram que, em doentes com ARP, o conteúdo de enzimas AOS no sangue estava reduzido, a quantidade de produtos POL estava aumentada, indicando danos na membrana celular.

Estes factos podem dever-se ao facto de os produtos do stress oxidativo poderem causar danos nas células cerebrais, o que pode levar ao desenvolvimento de paroxismos.

Durante o estudo, verificou-se que o nível de citocromo C-oxidase no soro se revelou significativo em termos de diagnóstico na previsão do paroxismo afetivo-respiratório. A quantidade de citocromo C-oxidase estava significativamente diminuída na PAA grave em comparação com a sua forma ligeira ($p<0,01$). Com base nisto, podemos prever que a diminuição dos níveis de citocromo C-oxidase exacerba as convulsões e pode também levar a uma crise epilética.

Estudámos o conteúdo dos metabolitos do óxido nítrico no plasma sanguíneo para identificar factores de risco para o desenvolvimento de ARP. Observou-se um aumento significativo do teor de metabolitos de NO nas crianças do grupo principal ($p=0,025$), o que também indicava a presença de hipoxia cerebral acentuada. Dadas as suas caraterísticas únicas de vasodilatação (melhoria do fluxo sanguíneo e do fornecimento de oxigénio) e de modulação do metabolismo energético, o óxido nítrico (NO) é a principal molécula sinalizadora e efectora que medeia a resposta do organismo à hipoxia. Identificámos um papel fundamental do NO na adaptação do organismo a um desequilíbrio agudo na procura de energia.

A deficiência de micronutrientes provoca, em certa medida, o desenvolvimento de ARP. Para este efeito, foi efectuada uma análise geral do sangue dos doentes para detetar a anemia por deficiência de ferro. A hemoglobina eritrocitária total foi em média de 80,5±4,2 nas crianças do grupo principal, enquanto no grupo de controlo este índice foi de 108,6±3,52, a contagem média de eritrócitos foi de 3,02±0,1 e 3,85±0,09, o índice de cor médio foi de 0,78±0,01 e 0,98±0,04. Os índices indicados são estatisticamente fiáveis ($p<0,01$).

Como resultado da análise do sangue, foi detectada anemia por deficiência de ferro de grau II em 18 crianças com PSA grave, em 12 crianças com PSA moderadamente grave e em 5 crianças com PSA ligeira. A anemia por deficiência de ferro de grau I foi detectada em 68 crianças.

Os nossos estudos demonstraram que as alterações dos parâmetros AOS e POL no sangue de crianças pequenas com ARP constituem a base fisiopatológica para o desenvolvimento de paroxismos não epilépticos, podem ser um critério de diagnóstico adicional e têm valor prognóstico para crises epilépticas.

CONCLUSÕES

1. Foram revelados factores pré-mórbidos (agravamento obstétrico e ginecológico (85,4%), predisposição hereditária (23%), consequência de lesões perinatais do SNC (85%), patologia somática (90,2%)) na patogénese dos paroxismos respiratórios afectivos. A hipóxia perinatal em combinação com uma hereditariedade agravada predispõe a um início mais precoce da doença.

2. As caraterísticas clínicas e neurofisiológicas da ARP foram caracterizadas por um polimorfismo de sintomas e síndromes, dependendo da gravidade das consequências das lesões perinatais do SNC. As perturbações do desenvolvimento psicomotor manifestaram-se por atrasos no desenvolvimento sensorial (15,5%), no desenvolvimento da fala (33,9%) e na motricidade fina (36,8%).

3. As condições associadas ao aumento do stress oxidativo na IRA são um fator de risco para o desenvolvimento de crises convulsivas e podem constituir um critério de diagnóstico adicional e ter significado prognóstico. Além disso, a diminuição dos níveis de citocromo C-oxidase exacerba as convulsões e pode também levar a crises epilépticas. Observou-se um aumento significativo do teor de metabolitos de NO nas crianças dos grupos principais (p=0,025), o que também indicou a presença de hipoxia cerebral acentuada.

4. O estado dos processos de peroxidação lipídica e o sistema de defesa antioxidante podem desempenhar um papel na fisiopatologia dos ataques de ARP. Os nossos dados indicam que o valor do stress oxidativo foi significativamente mais elevado nas crianças com ARP do que nos controlos.

5. A inclusão da melatonina no complexo terapêutico como fármaco antioxidante, promove a inclusão no sistema de defesa do

cérebro contra o stress oxidativo, previne seletivamente os processos dos radicais livres, tem um efeito antioxidante e é uma alternativa à terapia anticonvulsiva nos paroxismos não epilépticos.

RECOMENDAÇÕES PRÁTICAS

1. A tarefa dos cuidados de saúde práticos é a prevenção da patologia perinatal, o diagnóstico atempado, o tratamento e a prevenção de possíveis consequências a longo prazo.

2. Com base nos dados obtidos, será possível alargar as ideias existentes sobre o papel dos marcadores eritrocitários e plasmáticos do sistema oxidativo na patogénese da PSA, bem como considerá-los como indicadores de prognóstico da epilepsia.

3. Verificou-se que a terapia combinada com melatonina é óptima em crianças com ARP do que a terapia tradicional da ARP, ou seja, proporciona uma melhoria dos parâmetros clínicos, neurológicos e metabólicos.

Anexo 1

Дифференциальная диагностика АРП и эпилепсии

Признаки	**АРП**	**Эпилепсия**
Возраст клинических проявлений	В среднем 6-18 месяцев	Любой возраст
Провоцирующие факторы	Боль, укол, испуг, разочарование, гнев, страх	Отсутствуют
Наследственность	Отягощен	Отягощена
Аура	Отсутствует	Характерна
Приступы во время сна	Отсутствуют	Возможно
Виды приступа	Кратковременные в виде закатывания или замирания	Генерализованный тонико-клонический характер
Время появления цианоза/бледности	на фоне продолжительного крика возникает изменение кожных покровов	Цианоз после потери сознания
Мышечное напряжение	Характерны	После потери сознания
Прикусывание языка и недержание мочи	Не характерно	Характерна
Продолжительность приступа	Менее одной минуты	Более одной минуты
Нарушение ритма сердца	Брадикардия или асистолия при белом типе задержки дыхания	Тахикардия в период приступа эпилепсии
Постиктальная спутанность сознания	Отсутствует	Характерна
Результаты ЭЭГ	Диффузные изменения биоэлектрической активности	Острые высокоамплитудные волны, спайки
Результаты НСГ	Функциональные нарушения	Органические нарушения
Коморбидность	Характерны	Не характерно

Anexo 2

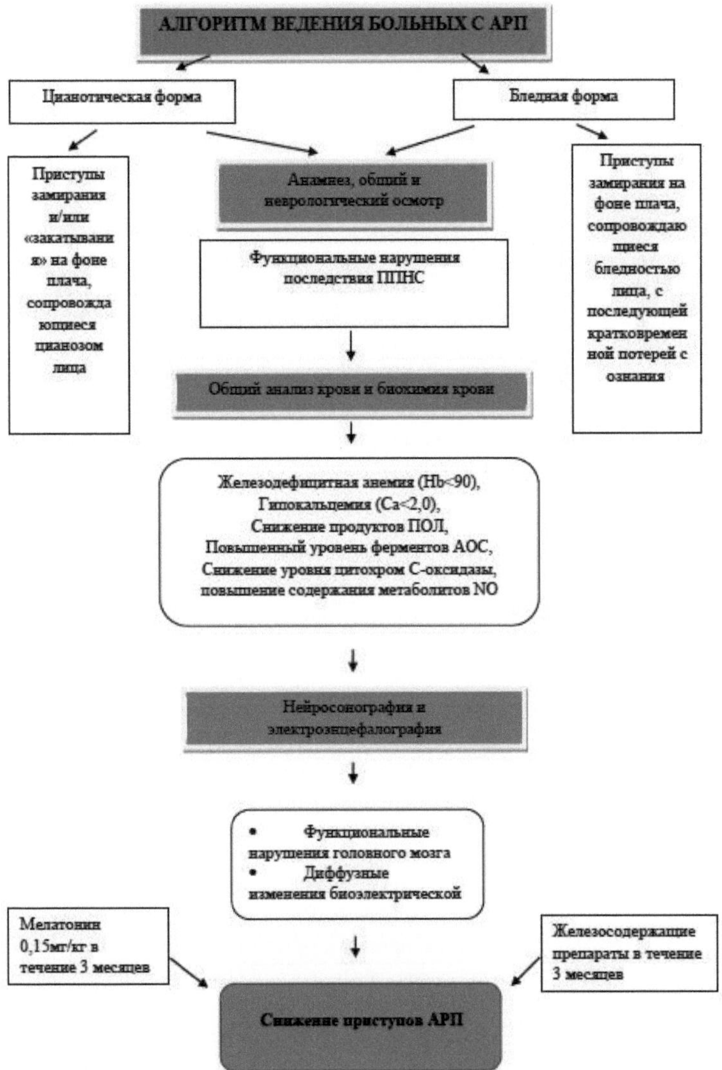
АЛГОРИТМ ВЕДЕНИЯ БОЛЬНЫХ С АРП
Цианотическая форма
Бледная форма
Приступы замирания и/или «закатывания» на фоне плача, сопровождающиеся цианозом лица
Анамнез, общий и неврологический осмотр
Приступы замирания на фоне плача, сопровождающиеся бледностью лица, с последующей кратковременной потерей сознания
Функциональные нарушения последствия ППНС
Общий анализ крови и биохимия крови
Железодефицитная анемия (Hb<90),
Гипокальцемия (Ca<2,0),
Снижение продуктов ПОЛ,
Повышенный уровень ферментов АОС,
Снижение уровня цитохром С-оксидазы,
повышение содержания метаболитов NO
Нейросонография и электроэнцефалография
• Функциональные нарушения головного мозга
• Диффузные изменения биоэлектрической
Мелатонин 0,15мг/кг в течение 3 месяцев
Железосодержащие препараты в течение 3 месяцев
Снижение приступов АРП

LISTA DE REFERÊNCIAS

1. Babadjanova U., & Majidova Y. (2022). Atraso do desenvolvimento psicomotor em crianças no contexto de agravamento somático. Jornal de Investigação Hepato-Gastroenterológica, 2(3), 64-66.

2. Belousova E.D. Afferent-respiratory seizures//Vrachu-2011, no. 8: 59-61.

3. Voronina T.A. Pantogam e Pantogam active. Aplicação clínica e investigação fundamental. M. 2009, 11-30.

4. Globa O.V. Aspectos neuroquímicos dos paroxismos convulsivos em crianças // Ros. paediatr. zhurn. - 2002. - №5. - C. 31-35.

5. Goryachev S.K., Avdeeva T.I. Clínica e tratamento de distúrbios paroxísticos de ansiedade-fobia // Journal of neurology and psychiatry. - M., 2007. - №11. - C. 66-67.

6. Guzeva V.I. Epilepsia e estados paroxísticos não epilépticos em crianças. Moscovo: Agência de Informação Médica. 2007. 268 c.

7. Gorbacheva F.E., Chuchin M.Y. Estados paroxísticos de natureza não epilética na infância. Psiquiatria MED-LIBRARY e Psicofarmacoterapia. P.B. Gannushkin №01-Apêndice 2004.

8. Dimario FJ, Burleson JA. Função do sistema nervoso autónomo durante a retenção grave da respiração. Paediatr Neurol. 1993;9: 268-74.

9. Zavadenko N.N. [et al] Distúrbios cognitivos e paroxísticos no período remoto de trauma craniocerebral em crianças e adolescentes: uma revisão / / // S. S. Korsakov Journal of Neurology and Psychiatry: Media Sphere Publishing. - 2019. - Vol. 119 N 1. - C. 110-117 (Cipher Zh3/2019/Volume 119/1).

10.Ziyakhodjaeva L.U., Tozhikhonov N.B. Alterações electroencefalográficas em doenças cerebrovasculares com paroxismos epilépticos // Neurologia. - Tashkent, 2011. - N4. - C. 123.

11.Kolkiran A., Tutar E., Atalay S., Deda G., Qing S. Funções do sistema nervoso autónomo em crianças com paragem respiratória e resultados de deficiência de ferro. *Ata Paediatr.* 2005 г.; 94 (9): 1227-1231.

12.Kiseleva L.G., Pyankova M.G. Ataques respiratórios afectivos em crianças: uma visão moderna do problema. Paediatria im. G.N. Speransky. 2022; 101 (1): 155-160.

13.Nikanorova M.Yu., Belousova E.D., Ermakov A.Yu. Paroxismos pseudoepilépticos (histéricos) em crianças / M.Y. Nikanorova, E.D. Belousova, A.Yu. Ermakov // Ros. vestnik perinatologii i paediatria. - M., 2001. - №4. - C. 42-46.

14.Palchik A.B. Poniatishin A.E. Paroxismos não epilépticos em bebés // ME Dpress Inform. -M.2015. -C. -136

15.Polskaya A. V., Chutko L.S. V., Chutko L.S. Perturbações emocionais em crianças com paroxismos afetivo-respiratórios e suas mães // Boletim Neurológico. Revista de V.M. Bekhterev. Kazan: Kazan "Medicina". - 2019. - Vol. LI Issue. 2. - C. 61-65 (Cifra H4/2019/Volume LI/Volume 2).

16.Polskaya A. V. V., Chutko L.S., Yakovenko E.V. Aplicação do xarope de pantogam na terapia de paroxismos afetivo-respiratórios em bebês // Journal of Neurology and Psychiatry em homenagem a S. S. Korsakov. - M., 2016. - Vol. 116 N8. - C. 74-76.

17.Polskaya A. V., Chutko L.S. V., Chutko L.S. Transtornos emocionais em crianças com paroxismos afetivo-respiratórios e suas mães // Boletim Neurológico. - Vol. LI, No. 2 (2019). - C. 61-65.

18.Prokhorova A. V., Tuichieva N.M. V., Tuichieva N.M. Quadro clínico e eletroencefalográfico de paroxismos em crianças com epilepsia pós-traumática // Neurologia. - Tashkent, 2010. - N4. - C. 48-51.

19.Studenikin V. M. Epilepsia na infância // Lechachashchy Doctor. - M., 2015. - N1. - C. 24-28.

20.Subbarayan A., Ganesan B., Anbumani J. Temperamental traits of children with breath-holding behaviour: a case-control study. *Indian J. Psychiatry.* 2008 г.; 50 (3): 192-196.

21.Eliachik K, Bolat N, Kanik A, et al. Parental attitudes, depression, maternal anxiety, family functioning, and breath-holding: a case-control study. *J. Paediatr. Child Health.* 2016; 52 (5): 561-565.

22.Y.N. Majidova, U.T. Babadjanova Distúrbios neurológicos em doenças somáticas em crianças pequenas // Boletim de KazNMU. 2016. №2.

23.Ali A. Tufail, Jamil MK, et al. Análise comparativa de copolimerização de etileno / dieno e terpolimerização de etileno / propileno / dieno usando catalisador de ansa-zirconoceno com ativador de alquilalumínio / borato: o efeito de dienos conjugados e não conjugados no comportamento catalítico e na microestrutura do polímero. Molecules 2021, 26, 2037.

24.Arain AM, Song Y, Bangalore-Vittal N, Ali S, Jabeen S, Azar NJ. O vídeo/EEG de longa duração evita a implantação desnecessária de estimulador do nervo vago em doentes com crises não epilépticas psicogénicas. Epilepsy Behav. 2011 Aug;21(4):364-6. doi: 10.1016/j.yebeh.2011.06.003.

25.Ashby W.R. An introduction to cybernetics. - Londres, 1957.

26.Azab SF, Siam AG, Saleh SH, Elshafei MM, Elsaeed WF, Arafa MA, Bendary EA, Farag EM, Basset MA, Ismail SM, Elazouni OM. Novos achados em períodos de retenção da respiração: um estudo transversal. // Medicina (Baltimore). 2015 Jul;94(28):e1150. doi: 10.1097/MD.0000000000001150.

27.Azman Iste F, Tezer Filik FI, Saygi S. SREDA: Uma variante rara mas confusa do EEG benigno. // J Clin Neurophysiol. 2019 Aug 5. doi: 10.1097/WNP.0000000000000623

28.Baumgartner C, Pirker S. Vídeo-EEG. Handb // Clin Neurol. 2019;160:171-183. doi: 10.1016/B978-0-444-64032-1.00011-4.

29.Barriuso B., Astiasarán I., Ansorena D. Revisão dos métodos analíticos de medição do estado de oxidação lipídica nos alimentos: um desafio. Eur. Food Res. Technol. 2013. P. 1-15.

30.Bettini L, Croquelois A, Maeder-Ingvar M, Rossetti AO. Rendimento diagnóstico da monitorização de curto prazo por vídeo-EEG para a epilepsia e PNESs: uma avaliação europeia. Epilepsy Behav. 2014 Oct;39:55-8. doi: 10.1016/j.yebeh.2014.08.009.

31.Buyukgoz C, Mendez MD. Feitiços de retenção da respiração. StatPearls [Internet]. Treasure Island (FL): StatPearls Publishing; 2020-.2019 Nov 11.

32.Calik M, Ciftci A, Sarikaya S, Kocaturk O, Abuhandan M, Taskin A, Kandemir H, Yoldas TK, Aksoy N. Avaliação da proteína S-100B sérica e dos níveis de neuropeptídeos em crises de apneia na infância. Epilepsy Behav. 2015 Jun;47:34-8. doi: 10.1016/j.yebeh.2015.04.039.

33.Carman KB, Ekici A, Yimenicioglu S, Arslantas D, Yakut A. Respiração ofegante: prevalência pontual e factores associados em crianças turcas. //Pediatr Int. 2013 Jun;55(3):328-31. doi: 10.1111/ped.12090.

34.Chaves-Carballo E. Síncope e distúrbios paroxísticos que não a epilepsia. InPediatric Neurology: Principles & Practice. Eds: Swaiman KF, Ashwal S, Ferriero DM.4th edition. Philadelphia, PA, Mosby-Elsevier, 2006.

35.Chen L, Knight EM, Tuxhorn I, Shahid A, Lüders HO. Eventos paroxísticos não epilépticos em bebés e crianças pequenas: uma análise fenomenológica. Psychiatry Clin Neurosci. 2015 Jun;69(6):351-9. doi: 10.1111/pcn.12245

36.Cokar O, Gelisse P, Livet MO, Bureau M, Habib M, Genton P. Resposta de sobressalto: epilética ou não epilética? O caso das crises reflexas "flash" da SMA. Epileptic Disord. 2001 Jan-Mar;3(1):7-12.

37.Cross J. Pitfalls in the diagnosis and differential diagnosis of epilepsy // Pediatrics and child health.-2009.-Vol.19.-P.199-203.

38.Dai AI, Demiryürek AT. Eficácia dos tratamentos orais com teofilina, piracetam e ferro em crianças com crises simples de retenção da respiração. J Child Neurol. 2020 Jan;35(1):25-30. doi: 10.1177/0883073819871854.

39.Daoud A.,Batieha A., Al-Sheyyab M. et al. Eficácia da terapia com ferro nos feitiços de retenção da respiração //Journal of Pediatrics. - 1997.-Vol.130.-P.547-550.

40.De Myer W. Feitiços de contenção da respiração. nd Current management in child neurology.- 3 ed. - Londres, 2005. -Londres, 2005. - P353-355.

41.Desai SD, Desai D, Jani T. Role of Short Term Video Encephalography with Induction by Verbal Suggestion in Diagnosis of Suspected Paroxysmal Nonepileptic Seizure-Like Symptoms. Epilepsy Res Treat. 2016;2016:2801369.

42.Di Mario F.J., Burleson J.A. Autonomic nervous system function in severe breath-holding spells // Pediatric Neurology.-1993.-Vol.9.N4; 268-274.

43.Di Mario F. Estudo prospetivo de crianças com crises cianóticas e palidez respiratória //Pediatria. -2001.-Vol.107.- P.265-269.

44.Donma M. Eficácia clínica do piracetam no tratamento de crises de retenção da respiração //Pediatric neurology. - 1998. - Vol.18. - P. 41-45.

45.Ergul Y, Otar G, Nisli K, Dindar A. Estimulação cardíaca permanente num bebé de 2,5 meses de idade com crises cianóticas graves de contenção da respiração e assistolia prolongada. Cardiol J. 2011;18(6):704-706. PubMed PMID: 22113764.

46.Fernández-Alvarez E. Perturbações paroxísticas transitórias do movimento benigno em
infância. // Eur J Paediatr Neurol. 2018 Mar;22(2):230-237.

47.Ferretti A, Barresi S, Trivisano M, Ciolfi A, Dentici ML, Radio FC, Vigevano F, Tartaglia M, Specchio N. Epilepsia relacionada com POGZ: relato de caso e revisão da literatura.//J Med Genet A. 2019 Aug;179(8):1631-1636. doi: 10.1002/ajmg.a.61206.

48.Feyissa AM, Tatum WO. EEG adulto.andb Clin Neurol. 2019;160:103-124. doi:10.1016/B978-0-444-64032-1.00007-2.

49.FRANCIS J. DIMARIO, JR., MD. Non-Epileptic Childhood Paroxysmal Disorders. Oxford University Press, Inc., publica obras que promovem o objetivo da Universidade de Oxford de excelência em investigação, bolsas de estudo e educação. 2009; 39-40.

50.Ghossein J, Pohl D. Espasmos benignos da infância: um mimetizador de distúrbios epilépticos infantis. Epileptic Disord. 2019 Dez 1;21(6):585-589. doi: 10.1684/epd.2019.1116.

51.Gonzalez Corcia MC, Bottosso A, Loeckx I, Mascart F, Dembour G, François G. Eficácia do tratamento com beladona em crianças com feitiços pálidos graves de retenção de respiração Cardiol Young. 2018 Jul;28(7):922-927. doi: 10.1017/S1047951118000458.

52.Goraya J.S. Tratamento de crises cianóticas de retenção da respiração com teofilina oral num rapaz de 10 anos. //J of Child Neurol.2015;30:919-921.

53.Huang LL, Wang YY, Liu LY, Tang HP, Zhang MN, Ma SF, Zou LP. Vídeos caseiros como uma ferramenta económica para o diagnóstico de eventos paroxísticos em bebés: estudo prospetivo. JMIR Mhealth Uhealth. 2019 Sep 12;7(9):e11229. doi:10.2196/11229.

54.Holmes GL, Sackellares JC, McKiernan J, et al. Avaliação de pseudo-convulsões infantis utilizando telemetria EEG e monitorização de cassetes de vídeo. J Pediatr 1980;97;554-558.

55.Irmen F, Wehner T, Lemieux L. As crises reflexas e as crises espontâneas formam um continuum? - factores de desencadeamento e possíveis mecanismos comuns. //Seizure. 2015 Feb;25:72-9. doi: 10.1016/j.seizure.2014.12.006

56.Ito Y, Kidokoro H, Negoro T, Tanaka M, Okai Y, Sakaguchi Y, Ogawa C, Takeuchi T, Ohno A, Yamamoto H, Nakata T, Maesawa S, Watanabe K, Takahashi Y, Natsume J. Paroxysmal nonepileptic events in children with epilepsy. Epilepsy Res. 2017 maio;132:59-63. doi: 10.1016/j.eplepsyres.2017.02.009.

57.Kartal A. Paroxysmal Tonic Upgaze in Children: Three Case Reports and a Review of the Literature. Pediatr Emerg Care. 2019 Apr;35(4):e67-e69. doi: 10.1097/PEC.0000000000001327.

58.Kholi H, Vercueil L. Diagnósticos de urgência de crises não epilépticas psicogénicas com estado psicogénico e sintomas funcionais (psicogénicos): Whopping. // Epilepsy Behav. 2020 Mar;104(Pt A):106882. doi: 10.1016/j.yebeh.2019.106882.

59.Klepper J, Leiendecker B, Eltze C, Heussinger N. Eventos paroxísticos não epilépticos na deficiência de Glut1. // Mov Disord Clin Pract. 2016 Nov-Dez;3(6):607-610.doi: 10.1002/mdc3.12387.

60. Koontz EH, Hanson J, Pritchard PB 3rd. Resultados diagnósticos da eletroencefalografia de vídeo hospitalar: eventos não epilépticos na Carolina do Sul. J S C Med Assoc.2013 Sep;109(3):82-4.

61.Kubik A, Mitkowska Z, Kwinta P, Skowronek-Bała B, Kaciński M. [O papel da videoelectroencefalografia no diagnóstico de convulsões em neonatos e bebés].// Przegl Lek. 2005;62(11):1236-43.

62. Lawley A, Manfredonia F, Cavanna AE. EEG ideo-ambulatório num centro de cuidados secundários: uma avaliação retrospetiva da utilidade no diagnóstico de crises epilépticas e não epilépticas. // Epilepsy Behav. 2016 Apr;57(Pt A):137-140. doi: 10.1016/j.yebeh.2016.02.005..

63.Lněnicková D, Makovská Z, Lněnicka J. [Respiração afectiva e reflexo

Paroxismos - avaliação de dados anamnésicos, manifestações clínicas e terapêutica].Cesk Pediatr. 1993 Aug;48(8):477-480. Checo.

64.Metrick ME, Ritter FJ, Gates JR, et al. Eventos não epilépticos na infância. Epilepsia 1991; 32; 322-328.

65.Montenegro MA, Eck K, Jacob S, Cappell J, Chriboga C, Emerson R, Patterson MC, Akman CI. Resultado a longo prazo de espasmos infantis sintomáticos estabelecido por monitorização de vídeo-eletroencefalografia (EEG). J Child Neurol. 2008 Nov;23(11):1288-92. doi: 10.1177/0883073808318540

66.Morgan LA, Dvorchik I, Williams KL, Jarrar RG, Buchhalter JR. Classificação parental de termos que descrevem eventos não epilépticos. Pediatr Neurol. 2013 May;48(5):378-82. doi: 10.1016/j.pediatrneurol.2012.12.029.

67.Müller MJ, Paul T. [Síncope em crianças e adolescentes] //Herzschrittmacherther Elektrophysiol. 2018 Jun;29(2):204-207. doi:10.1007/s00399-018-0562-2.

68.Nagy E, Hollody K. Eventos paroxísticos não epilépticos na infância: cinco casos com caraterísticas típicas.//Epileptic Disord. 2019 Oct 1;21(5):458-462. doi: 10.1684/epd.2019.1098.

69.Naud J. [Eventos com aparente risco de vida e morte súbita inesperada na infância: Duas entidades diferentes]// Arch Pediatr. 2015 Sep;22(9):1000-4. doi: 10.1016/j.arcped.2015.05.021.

70. Nechay A, Stephenson JB. Distúrbios paroxísticos induzidos pelo banho na infância. Eur J Paediatr Neurol. 2009 May;13(3):203-8. doi: 10.1016/j.ejpn.2008.04.004.

71.Orivoli S, Facini C, Pisani F. Fenómenos motores paroxísticos não epilépticos em recém-nascidos. Brain Dev. 2015 Oct;37(9):833-9. doi: 10.1016/j.braindev.2015.01.002.

72.Ozbay OE. Olhar tónico idiopático paroxístico para cima. Pediatr Neurol. 2012 Oct;47(4):306-8. doi: 10.1016/j.pediatrneurol.2012.05.028.

73.P. T. Popławski and R. A. Derlacz, [Como funciona a melatonina?] [Artigo em polaco] Post. Biochem. 49 (2003) 1-9.

74.Paech C, Wagner F, Mensch S, Antonin Gebauer R. Estimulação cardíaca na síncope cardioinibitória em crianças. Congenit Heart Dis. 2018 Nov;13(6):1064-1068. doi: 10.1111/chd.12682.

75.Qubty W, Renaud DL. Comprometimento cognitivo associado a baixa ferritina que responde à suplementação de ferro. Pediatr Neurol. 2014 Dec;51(6):831-3. doi: 10.1016/j.pediatrneurol.2014.08.035.

76.Rathore G., Larsen P., Fernandez C., Parakh M. Diverse presentation of breath-holding spells: two case reports with literature review //Case Repotrs in Neurological Medicine.-2013.-Article ID 603190.-P.1-3.

77.Ristić AJ, Mijović K, Bukumirić Z, Vojvodić N, Janković S, Baščarević V, Đukić T, Sokić D. Diagnóstico diferencial de um evento neurológico paroxístico: os neurologistas sabem como reconhecê-lo clinicamente? Epilepsy Behav. 2017 Feb;67:77-83. doi: 10.1016/j.yebeh.2016.12.022.

78.Repetto, Marisa, et al. "Lipid Peroxidation: Chemical Mechanism, Biological Implications and Analytical Determination". Lipid Peroxidation, InTech, Aug. 2012. Crossref, doi:10.5772/45943.

79.Reiter R. J. et al. A melatonina combate os radicais livres de origem neural //J. Physiol. Pharmacol. - 2007. - VOL. 6. - P. 5-22.

80.Reiter R. J. et al. Obesidade e síndrome metabólica: associação com cronodisrupção, privação de sono e supressão de melatonina //Annals of medicine. - 2012. - T. 44. - №. 6. - C. 564-577.

81.Reiter R. J. et al. Reducing oxidative/nitrosative stress: a newly-discovered genre for melatonin //Critical reviews in biochemistry and molecular biology. - 2009. - T. 44. - №. 4. - C. 175-200. 227

82.Reiter R. J. Pineal melatonin: cell biology of its synthesis and of its physiological interactions //Endocrine reviews. - 1991. - T. 12. - №. 2. - C. 151-180.

83.Reiter RJ, Acuña-Castroviejo D, Tan DX, Burkhardt S. Danos moleculares mediados por radicais livres. Mechanisms for the protective actions of melatonin in the central nervous system. Ann N Y Acad Sci. 2001 Jun;939:200-15. PMID: 11462772.

84.Robinson JA, Bos JM, Etheridge SP, Ackerman MJ. Spells de retenção de respiração em crianças com síndrome do QT longo // Congenit Heart Dis. 2015 Jul-Aug;10(4):354-61. doi: 10.1111/chd.12262.

85.Roddy S.M. Breath-holding spells and reflex anoxic seizures. In:Swaiman K.F., Ashwal S., Ferriero D.M.et al, eds.// Swaiman's Pediatric Neurolofy:Principles and Practice.6th ed. Philadelphia,PA:Elsevier,2017.chap85.

86.Roubertie A, Leydet J, Soete S, Rivier F, Cheminal R, Echenne B. [Perturbações paroxísticas do movimento não epilépticas na infância]. Arch Pediatr. 2007 Feb;14(2):187-9

87.Sakaue S., Chiyonobu T., Morotoel M., et al. Um caso de assistolia recorrente devido a períodos de retenção da respiração: tratamento bem sucedido com levetiracetam //No To Hattatsu. - 2012. - Vol.44.- P.496-498.

88.Sanabria-Castro A, Henríquez-Varela F, Monge-Bonilla C, Lara-Maier S, Sittenfeld-Appel M. Eventos paroxísticos durante a monitorização prolongada por vídeo-vídeo eletroencefalografia na epilepsia refractária. Neurologia. 2019 May;34(4):234-240. doi: 10.1016/j.nrl.2016.12.003

89.Sawchuk T, Buchhalter J. Psychogenic nonepileptic seizures in children - Psychological presentation, treatment, and short-term outcomes. Epilepsy Behav. 2015 Nov;52(Pt A):49-56. doi: 10.1016/j.yebeh.2015.08.032.

90.Sirman Y.V., Savitsky I.V., Price N.I. Dinâmica do nível de dialdeído malónico na retinopatia diabética experimental e métodos da sua correção. Problemas actuais da medicina moderna. Volume 20, Número 4 (72). C. 95-100.

91. Stechyshyn, I., Pavliuk, B. et al. (2020). Os medicamentos contendo quercetina na correção farmacológica do diabetes experimental com lesão miocárdica. Jornal Romeno de Diabetes, Nutrição e Doenças Metabólicas, 26(4), 393-399.

92. Tyazhka O.V., Zagorodnya Ya. M. O estado da peroxidação lipídica e o sistema antioxidante em crianças de diferentes idades. Perinatologia e pediatria. no. 2. 2016. pp. 101-105. https://doi.org/10.15574/PP.2016.66.101

93. Shih JJ, Fountain NB, Herman ST, Bagic A, Lado F, Arnold S, Zupanc ML, Riker E, Labiner DM. Indicações e metodologia para estudos vídeo-electroencefalográficos na unidade de monitorização da epilepsia.// Epilepsia. 2018 Jan;59(1):27-36. doi: 10.1111/epi.13938.

94. Shuper A., Mimouni M. Problemas de diferenciação entre epilepsia e eventos paroxísticos não epilépticos no primeiro ano de vida //Arch.Dis. Child. - 1995.-Vol 73. - P.342-344.

95. Silbert P.L., Gubbay S. Cianose familiar de respiração suspensa // J. Pediatr. Child. Health. 1992. Vol. 28 (3):254-256.

96. Sohal AP, Khan A, Hussain N. Video-EEG prolongado na identificação de eventos paroxísticos não epilépticos em crianças com epilepsia: uma ferramenta útil. J Clin Neurophysiol. 2014 Apr;31(2): 149-51. doi: 10.1097/WNP.0000000000000035.

97. Stewart LS. Melatonina endógena e epileptogénese: Factos e hipóteses. O Jornal Internacional de Neurociência. 2001;107:77-85

98. Steward LS, Leung LS. Os receptores de melatonina do hipocampo modulam o limiar de convulsão. Epilepsia. 2005;46:473-480

99.Sousa L, Gonorazky S. [Síndrome do desvio paroxístico do olhar para cima]. Arch Argent Pediatr. 2010 Oct;108(5):e108-10. doi: 10.1590/S0325-00752010000500012

100. Szabó L, Siegler Z, Zubek L, Liptai Z, Körhegyi I, Bánsági B, Fogarasi A. Adetailed semiologic analysis of childhood psychogenic nonepileptic seizures. // Epilepsia. 2012 Mar;53(3):565-70. doi: 10.1111/j.1528-1167.2012.03404.x.

101. Tarodo SG, Nguyen T, Ranza E, Vulliémoz S, Korff CM. Uma tríade de espasmos infantis, nistagmo e uma convulsão tónica focal. // Epileptic Disord. 2018 Aug 1;20(4):295-300. doi: 10.1684/epd.2018.0984.

102. Thomas AA, Preston J, Scott RC, Bujarski KA. Diagnóstico de prováveis crises não epilépticas psicogénicas no ambulatório: o género é importante? // Epilepsy Behav. 2013 Nov;29(2):295-7. doi: 10.1016/j.yebeh.2013.08.006.

103. Verducci C, Friedman D, Devinsky O. SUDEP in patients with epilepsy and nonepileptic seizures. // Epilepsia Open. 2019 Jun 6;4(3):482-486. doi: 10.1002/epi4.12342. eCollection 2019 Sep

104. Verrotti A, Trotta D, Blasetti A, Lobefalo L, Gallenga P, Chiarell F. Paroxysmal tonic upgaze of childhood: effect of age-of-onset on prognosis. Ata Paediatr. 2001 Nov;90(11):1343-5

105. Vigevano F, Fusco L, Pachatz C. Neurofisiologia dos espasmos. Brain Dev. 2001 Nov;23(7):467-72. Revisão.

106. Visser A., Jaddoe V., Arends L., et al. Perturbações paroxísticas na infância e factores de risco numa coorte de base populacional: o Generation R.Study//Dev.Med.Child.Neurol.-2010.-Vol.52. - P.1014-1020.

107. Vurucu S, Karaoglu A, Paksu SM, Oz O, Yaman H, Gulgun M, et al. Os feitiços de retenção da respiração podem estar associados a um atraso maturacional na mielinização do tronco cerebral // J Clin Neurophysiol. 2014;31:99-101.

108. Venkataraman P. et al. Efeito da melatonina nos danos neuronais induzidos por PCB (Aroclor 1254) e alterações na expressão do ARNm da superóxido dismutase Cu/Zn e da glutationa peroxidase-4 no córtex cerebral, cerebelo e hipocampo de ratos adultos //Neuroscience research. - 2010. - T. 66. - №. 2. - C. 189-197.

109. Vigneri P. et al. Diabetes e cancro //Cancro relacionado com o sistema endócrino. - 2009. - T. 16. - №. 4. - C. 1103-1123.

110. Vinogradova I., Anisimov V. A melatonina previne o desenvolvimento da síndrome metabólica em ratos machos expostos a diferentes regimes de luz/escuridão //Biogerontology. - 2013. - T. 14. - №. 4. - C. 401-409.

111. Vivekananthan D. P. et al. Utilização de vitaminas antioxidantes para a prevenção de doenças cardiovasculares: meta-análise de ensaios aleatórios //The Lancet. - 2003. - T. 361. - №. 9374. - C. 2017-2023.

232

112. Wade A. G. et al. Tratamento noturno da insónia primária com melatonina de libertação prolongada durante 6 meses: um ensaio aleatório controlado por placebo sobre a idade e a melatonina endógena como preditores de eficácia e segurança //BMC medicine. - 2010. - T. 8. - №. 1. - C. 51.

113. Wade A. G. et al. Melatonina de libertação prolongada no tratamento da insónia primária: avaliação da idade de corte para a resposta a curto e longo prazo //Current medical research and opinion. - 2011. - T. 27. - №. 1. - C. 87- 98.

114. Waldhauser F. et al. Alterações nos níveis de melatonina sérica nocturna em humanos com o crescimento e o envelhecimento //The Journal of Clinical Endocrinology & Metabolism. - 1988. - T. 66. - №. 3. - C. 648-652.

115. Wang X. M. et al. Efeitos do perindopril na molécula de adesão intercelular solúvel-1 em pacientes com insuficiência cardíaca congestiva //Heart. - 2002. - T. 88. - №. 4. - C. 417-417.

116. Wang X. S. et al. Trabalho por turnos e doenças crónicas: as provas epidemiológicas //Occupational medicine. - 2011. - T. 61. - №. 2. - C. 78-89.

117. Ware Jr J. E. Atualização do inquérito de saúde SF-36 //Spine. - 2000. - T. 25. - №. 24. - C. 3130-3139.

118. Wade A. G. et al. Tratamento noturno da insónia primária com melatonina de libertação prolongada durante 6 meses: um ensaio aleatório controlado por placebo sobre a idade e a melatonina endógena como preditores de eficácia e segurança //BMC medicine. - 2010. - T. 8. - №. 1. - C. 51.

119. Walsh M., Knilans T., Anderson J., Czosek R. Tratamento bem-sucedido de crises de respiração pálida com fluoxetina //Pediatrica.-2012.-Vol.130.-P.e685-e689.

120. Wang B, Cai FC. [Caraterísticas clínicas e polineuroelectrofisiológicas do espasmo infantil]. Zhonghua Er Ke Za Zhi. 2007 Feb;45(2):109-14.

121. Wei D, Garlinghouse M, Li W, Swingle N, Samson KK, Taraschenko O. Utilização de imagens cerebrais na avaliação de pacientes com crises psicogénicas não epilépticas / Epilepsy Behav. 2018 Aug;85:177-182. doi: 10.1016/j.yebeh.2018.06.015.

122. Wichaidit BT, Østergaard JR, Rask CU. Prática diagnóstica das crises não epilépticas psicogénicas (PNES) no contexto pediátrico. //Epilepsia. 2015 Jan;56(1):58-65. doi: 10.1111/epi.12881.

123. Ya.N.Madjidova, U.T. Babajanova, V.K.Abdullaeva, Sh.A.Shirmatov, Khalilova A.A. Paroxismos afetivo-respiratórios em crianças: aspectos clínico-neurológicos. Jornal Europeu de Medicina Molecular e Clínica 7 (2), 2020.

124. Yadav D, Chandra J. Deficiência de ferro: para além da anemia // Indian J Pediatr. 2011 Jan;78(1):65-72. doi: 10.1007/s12098-010-0129-7.

125. Yilmaz U, Doksoz O, Celik T, Akinci G, Mese T, Sevim Yilmaz T. O valor da avaliação neurológica e cardiológica em períodos de retenção da respiração // Pak J Med Sci. 2014 Jan;30(1):59-64. doi: 10.12669/pjms.301.4204.

126. Yilmaz O, Ciftel M, Ozturk K, Kilic O, Kahveci H, Laloğlu F, Ceylan O. Avaliação da variabilidade da frequência cardíaca em crianças com respiração suspensa através da monitorização Holter de 24 horas. // Cardiol Young. 2015 Feb;25(2):317-23. doi: 10.1017/S1047951113002333

127. Yoshinaga H, Kobayashi K, Endo F, Ishizaki Y, Wakai M, Ohtsuka Y. Atividade rápida anormal na infância com olhar paroxístico para baixo. Brain Dev. 2009 Jun;31(6):435-41. doi: 10.1016/j.braindev.2008.08.007.

128. Zehetner A., Orr N., Buckmaster A., et al. Suplementação de ferro para ataques de retenção da respiração em crianças // Cochrane Database Syst Rev. - 2010; 12, (5) CD008132.

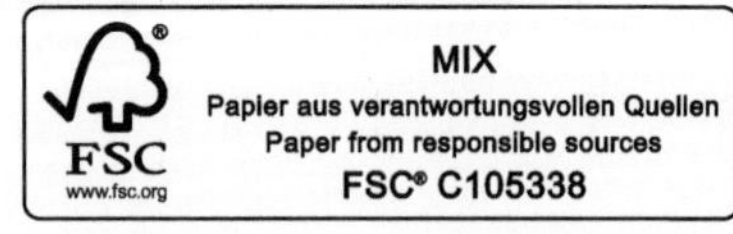

Printed by Books on Demand GmbH, Norderstedt / Germany